# 现代护理学理论与护理实训

主编 梁 艳 张艳玲 谭海霞 任翠荣

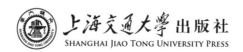
上海交通大学出版社
SHANGHAI JIAO TONG UNIVERSITY PRESS

**内容提要**

本书立足于当前的护理工作要求,将护理学基础知识及疾病的临床护理充分结合,分章节论述了临床各科室具体疾病的病因和发病机制、临床表现、诊断要点、护理评估、护理措施、护理问题等内容,适合全国广大临床护理工作者、护理教育工作者、在校学生及其他医务工作者阅读参考。

**图书在版编目(CIP)数据**

现代护理学理论与护理实训 / 梁艳等主编. --上海 :
上海交通大学出版社,2023.12

ISBN 978-7-313-29402-9

Ⅰ. ①现… Ⅱ. ①梁… Ⅲ. ①护理学 Ⅳ. ①R47

中国国家版本馆CIP数据核字(2023)第169746号

**现代护理学理论与护理实训**

XIANDAI HULIXUE LILUN YU HULI SHIXUN

主　　编:梁　艳　张艳玲　谭海霞　任翠荣

| | | | |
|---|---|---|---|
| 出版发行:上海交通大学出版社 | | 地　　址:上海市番禺路951号 | |
| 邮政编码:200030 | | 电　　话:021-64071208 | |
| 印　　制:广东虎彩云印刷有限公司 | | | |
| 开　　本:710mm×1000mm 1/16 | | 经　　销:全国新华书店 | |
| 字　　数:213千字 | | 印　　张:12.25 | |
| 版　　次:2023年12月第1版 | | 插　　页:2 | |
| 书　　号:ISBN 978-7-313-29402-9 | | 印　　次:2023年12月第1次印刷 | |
| 定　　价:198.00元 | | | |

# 编委会

◎ **主　编**

梁　艳　　张艳玲　　谭海霞　　任翠荣

◎ **副主编**

张　楠　　蒋晓芳　　任玉芝　　张根芝

◎ **编　委**（按姓氏笔画排序）

王　静（山东省梁山县人民医院）

任玉芝（山东省梁山县人民医院）

任翠荣（山东省单县南城社区卫生服务中心）

刘　敏（山东省微山县人民医院）

张　楠（山东省青岛市第八人民医院）

张明莲（山东省戴庄医院）

张艳玲（中南大学湘雅三医院）

张根芝（山东省宁阳县东庄镇卫生院）

高　莉（新疆医科大学第五附属医院）

梁　艳（中南大学湘雅三医院）

蒋晓芳（新疆医科大学第一附属医院）

谭海霞（山东省东营鸿港医院）

# 前言

随着我国现代化建设进程的加快和人民文化层次、生活水平的提高，疾病谱和健康观正发生改变，人们对健康护理越来越重视，护理工作因此在临床医疗和社区家庭生活中发挥着越来越重要的作用。现代医疗卫生事业的发展和护理模式的转变赋予基础护理新的内涵，要求护理人员融入人文关怀，体现"以患者为中心"的服务理念，科学、严谨地实施操作规程，重视操作质量，为患者提供最优质的服务。临床护理要求护理人员必须熟练掌握常见病的护理评估、治疗以及护理措施。护理人员应具备对患者进行护理评估和运用护理程序实施整体护理的能力，以及对危重患者进行初步应急处理和配合抢救的能力。为了更好地培养护理专业人才，以适应我国社会发展和卫生保健事业发展的需要，我们参阅大量相关资料，借鉴和吸收国内外最新的研究成果，结合自身工作体会编写了《现代护理学理论与护理实训》一书。

时代性和发展性兼顾是本书有别于其他护理相关书籍的一大特色。本书立足于当前的护理工作要求，将护理学基础知识与疾病的临床护理充分结合，分章节论述了临床各科室具体疾病的病因和发病机制、临床表现、诊断要点、护理评估、护理措施、护理问题等内容，重点介绍护理工作的要旨和细节,突出体现"三基""五性"的原则,尽力做到贴近临床。本书内容科学严谨,所有操作规程均符合国家规范和标准,可供全国广大临床护理工作者、护理教育工作者、在校学生及其他医务工作者阅读并参考。

临床护理涉及人文社会科学、医学基础、预防保健等,范围较广,内容和要求也不断变化,需要在实际工作中不断完善,限于编者的能力、水平和时间有限,书中难免存在疏漏之处,敬请广大读者批评指正。

《现代护理学理论与护理实训》编委会
2023 年 3 月

# 目录

# 第一章

# 护 理 概 述

## 第一节　护 理 制 度

### 一、出、入院管理制度

#### (一)患者入院

(1)患者凭医师开具的住院卡,按制度办理入院手续。

(2)病房接到入院患者通知后,及时接待入院患者并通知负责医师和负责护士,妥善合理安排患者。

(3)责任护士要向患者主动自我介绍,并认真核查新入院患者的住院信息,做好入院指导。责任护士测量新入院患者的生命体征,对新入院患者进行入院护理评估,并及时记录。

(4)要根据评估情况为患者提供必要的清洁、护理和心理支持等护理措施。同时及时与医师沟通患者有关情况。

(5)要遵照医嘱及时完成入院患者的标本采集工作,帮助患者预约检查,并协助医师为入院患者实施及时、有效的治疗或抢救性措施,并正确执行医嘱。

(6)新生儿、急危重症及特殊患者的入院护理服务在遵循上述工作制度的基础上,根据患者病情和实际情况,予以细化。

#### (二)患者出院

(1)患者出院应当根据出院医嘱,提前通知患者及家属,并详细指导其做好出院准备工作,告知出院流程及注意事项。

(2)要结合出院患者的健康情况和个体化需求,做好出院指导和健康教育工作。

（3）及时完成出院护理病历和病房结算并交病案复核室复核。

（4）要为出院患者提供必要的帮助和支持，确保患者安全离院。

（5）完成出院患者床单位的清洁消毒等工作。

## 二、查对制度

### (一)医嘱查对

（1）医师下达医嘱后，护士逐一查对，及时执行，遇有疑问与医师沟通无误后方可执行。

（2）医嘱"五不执行"：口头医嘱不执行（抢救除外）、医嘱不全不执行、医嘱不清不执行、用药时间剂量不准不执行、自备药无医嘱不执行。

（3）抢救患者执行口头医嘱时护士应复述一遍，与医师核对无误后方可执行，安瓿保留至抢救结束，以备记录，抢救结束6小时内督促医师据实补齐医嘱。

（4）医嘱每班查、每周总查对并签名，发现问题及时补救。

### (二)操作查对

（1）严格执行"三查七对"（操作前、操作中、操作后查）；对床号、姓名、药名、剂量、用法、时间、浓度。

（2）操作前严格查对药品质量，名称、标签是否清楚，有无变质、过期。

（3）严格执行操作规程。

（4）药品备好后，须由两人核对后使用。

（5）床旁核对患者床头卡、腕带、询问患者床号、姓名，同时至少使用两种患者身份识别的方法，如姓名、年龄，并用PDA扫描核对。

（6）使用易过敏药物前详细询问过敏史，多种药物同时应用时应注意有无配伍禁忌；使用麻醉药品须经两人核对，用后保留安瓿，以备查对并记录。

（7）使用溶媒时，瓶签上要注明开瓶日期和时间，各种溶媒低温保存不得超过24小时。

（8）严格按医嘱时间给药。

### (三)输血查对

（1）输血前检查血制品及输血器包装完整性及有效期，检查血制品质量（有无凝血块或溶血）。

（2）两名护士共同核对血袋信息与输血单上患者姓名、床号、住院号、血袋号、血型、交叉配血试验结果、血液种类及剂量,无误后将血袋标签取下,粘贴于输血单上保存。

(3)护士携输血单至患者床旁询问患者床号、姓名、年龄、血型,PDA 扫描无误后方可输入。

(4)输血后再次核对以上内容,在血袋回收登记本上记录并签名,血袋保存24 小时以备必要时送检。

### 三、分级护理制度

分级护理是指患者在住院期间,医护人员根据患者病情和/或自理能力(自理能力的评估依据见附表)进行评定而确定的护理级别。依据患者病情和自理能力分为特级护理、一级护理、二级护理和三级护理 4 个。

**(一)特级护理**

1.分级依据

(1)维持生命,实施抢救性治疗的重症监护患者。

(2)病情危重,随时可能发生病情变化需要进行监护、抢救的患者。

(3)各种复杂或者大手术后、严重创伤或大面积烧伤的患者。

2.护理要点

(1)密切观察患者病情变化,监测生命体征,准确记录 24 小时出入液量。

(2)制订护理计划或护理重点,有完整的护理记录,详细记录患者病情变化。

(3)根据医嘱,正确实施治疗、给药措施。

(4)根据患者病情,护理人员正确实施基础护理和专科护理,如口腔护理、气道护理及管路护理等,实施安全措施。

(5)保持患者的舒适和功能体位,遵守床旁交接班制度。

**(二)一级护理**

1.分级依据

(1)病情趋向稳定的重症患者。

(2)病情不稳定或病情随时可能发生变化的患者。

(3)手术后或者治疗期间需要严格卧床的患者。

(4)自理能力重度依赖的患者。

2.护理要点

(1)每半小时巡视患者,根据患者病情,测量生命体征,随时观察患者病情变化,做好护理记录。

（2）根据医嘱,正确实施治疗、给药措施。

（3）根据患者病情,护理人员正确实施基础护理和专科护理,如口腔护理、压疮护理、气道护理及管路护理等,实施安全措施。

（4）提供护理相关的健康指导。

**（三）二级护理**

1.分级依据

二级护理分级依据见表 1-1。

表 1-1　自理能力分级

| 自理能力等级 | 等级划分标准 | 需要照顾程度 |
| --- | --- | --- |
| 重度依赖 | 总分≤40 分 | 全部需要他人照护 |
| 中度依赖 | 总分 41～60 分 | 大部分需他人照护 |
| 轻度依赖 | 总分 61～99 分 | 少部分需他人照顾 |
| 无须依赖 | 总分 100 分 | 无须他人照护 |

（1）病情趋于稳定或未明确诊断前,仍需观察,且自理能力轻度依赖的患者。

（2）病情稳定,仍需卧床,且自理能力轻度依赖的患者。

（3）病情稳定或处于康复期,且自理能力中度依赖的患者。

2.护理要点

（1）每 2 小时巡视患者,根据患者病情,测量生命体征,一旦患者发生病情变化应及时记录。

（2）根据医嘱,正确实施治疗,给药措施。

（3）根据患者病情,正确实施护理措施和安全措施。

（4）提供护理相关的健康指导。

（5）协助患者进行生活护理。

**（四）三级护理**

1.分级依据

病情稳定或处于康复期,且自理能力轻度依赖或无须依赖的患者。

2.护理要点

（1）每 3 小时巡视患者,观察患者病情变化。

（2）根据患者病情,测量生命体征。

（3）根据医嘱,正确实施治疗、给药措施。

（4）提供护理相关的健康教育及康复指导。

# 第二节　护理文书

护理文书是护士在医疗、护理活动过程中形成的文字、符号、图表等资料的总称。病历归档中的护理文书包括体温单、医嘱执行记录、一般患者护理记录、危重患者护理记录、手术护理记录单、ICU 护理记录单及其他各类专科护理记录等。根据国务院《医疗事故处理条例》第十条规定,护理相关记录属于医疗机构应患者要求可以复印或复制的病历资料,护理人员必须严肃护理文书书写,严格病历管理,严禁任何人涂改、伪造、隐瞒、销毁护理文书等资料。

## 一、体温单书写规范

### (一)体温单内容

内容包括患者姓名、入院日期、科别、床号、诊断、病历号、日期、日数、手术、产后日数、时间、体温、脉搏、呼吸、血压、体重、液体入量、尿量、大便次数、其他排出量、药敏试验、患者住院周(日)数等。

### (二)用蓝黑墨水笔填写的项目

1.眉栏

姓名;入院日期:年份必须写 4 位数,格式为年-月-日,例如,2007-07-06;科别:转科应标明去向,须在科室上方填写新的科室名称,用箭头连接;床号:转床位应标明去向,须在床号上方填写新的病室及床号,用箭头连接;诊断:写主要诊断;病案号。

2.日期

每页第一日填写格式为月-日,其余 6 天只填写日。如遇到新的月份,应填写月-日,遇到新的年度,填写年-月-日。

3.住院日数

从入院当天起为第一天写"1",连续写至出院当日。

4.底栏

在体温单绘制图以下栏内包括血压、体重、液体入量、尿量、大便次数、其他排出量、药敏试验名称等。项目栏已经注明计量单位名称的,只需填写数字,不必记录单位。

（1）血压：按医嘱或者护理常规测量并记录，入院当天应记录，每周至少记录1次。如需每天记录一次，将测量数据以分式记录在相应时间栏内，下肢血压须注明"下"，如每天测量次数>2次，可填写在护理记录单上。5岁以下（一般患儿）血压可根据病情决定测量频次。

（2）体重：新入院患者的体重常规记录在体温单相应栏内。住院患者每周均需要测量体重，记录于当天相应格内；若为重患者或不能下地活动者，以"卧床"表示。

（3）液体入量：按照医嘱记录24小时摄入总量，包括输血、输液、口服等（与危重护理记录单一致）。

（4）尿量：尿失禁用"＊"表示。导尿用"C"表示，如留置尿管，画斜线表示，"C"为分母，尿量为分子。例如，24小时内留置导尿共1 500 mL，则表示为"1 500/C"。

（5）大便次数：大便次数均于下午测量时询问，结果记入当天的大便栏内，每24小时记录1次。大便失禁或人造肛门者用"＊"表示，灌肠用"E"表示；灌肠后排便一次用"1/E"表示。

（6）药敏试验：填写药物名称及药敏结果。药敏结果记录在相应栏内，用蓝黑墨水笔写"（阴性）"，如阳性括号内用红色墨水笔填写"（阳性）"，不用"（＋）""（－）"表示。同一天做两种药敏试验时，一格内填写两个结果，依次上下排列。同一天做两种以上药敏试验，则在栏下加写。

**（三）用红色笔填写下列各项**

（1）在40～42 ℃相应时间内顶格纵行填写入院、手术、分娩、转入、急诊手术入院、出院、死亡等，应填写相应时间，要求具体到时和分。竖破折号占一小格（如患者接往手术室后停手术返回病房，体温单上纵行填写停手术回病室×时×分）。

（2）转入由接收科室填写。

（3）手术后日数：填写手术（分娩）后天数，以手术（分娩）次日为手术后第一天，依次填写直至14天为止。第二次手术在日期栏内写Ⅱ，手术后日期填写同上。若在第一次手术后的14天内再行第二次手术，则在第一次手术日数的后面画一斜线，再填写"Ⅱ"。

**（四）体温曲线的绘制**

（1）用蓝笔绘制符号：口温"●"，腋温"×"，肛温"○"，相邻两次体温用蓝直线连接。体温单中曲线用相应颜色笔标识和连线。

（2）物理降温半小时后所测得的体温,画在降温前体温的同一纵格栏内,以红圈表示,并以红虚线与降温前温度相连,下一次体温应降温前体温相连。药物降温后的结果,应记录在护理记录单上。

（3）体温不升,低于体温单最低线时,画在体温单最低线处,并在右侧同格内用蓝笔画一向下箭头。例如"×↓"。实际数值记录在相关护理记录单上。

（4）亚低温治疗按实际所测体温进行绘制。

**(五)脉搏、心率曲线的绘制**

（1）脉搏以红"●"表示,相邻的脉搏用红线相连。

（2）如脉搏与体温重叠,在蓝叉外画红圈表示;肛温与脉搏重叠时,在蓝圈内画红点表示;口温与脉搏重叠时,在蓝点外画红圈表示。

（3）高热短绌脉以红圈表示心尖冲动,红点表示脉搏,两者之间为短绌,用红色平行线填满。

（4）使用心脏起搏器的患者,心率应以红圈内写"红色 H"表示,相邻心率用红线相连。

（5）如脉搏、心率超过 180 次/分,画在 180 次处,并在脉搏右侧同格内用红笔画一向上箭头。例如"●↑"。实际数值记录在相关护理记录单上。

**(六)呼吸**

呼吸以数字来表示,用蓝黑墨水笔在相应栏内填写,相邻两次呼吸上下错开,先下后上。

**(七)测量频率**

新入院患者每天测体温、脉搏两次(6:00、14:00),连续 3 天,无异常者改为每天 14:00 测体温、脉搏1 次;体温达到 37.5 ℃及以上者,每天测体温、脉搏 4 次(6:00、10:00、14:00、18:00),至体温恢复正常后改为每天 1 次(14:00)。呼吸遵医嘱测量并记录。

**(八)其他**

体温单只能单面使用,不可以正反面印刷和使用。长期住院的精神、康复科患者,体温、脉搏、呼吸、血压等生命体征无异常表现,可采取自制记录单记录生命体征的测量值。

**二、护理记录单书写规范**

护理记录是患者住院期间护理过程的客观记录。内容包括记录日期、时间、病情、护理措施及效果、护士签名。

**(一)记录要求**

(1)护士交接班及危重护理记录实行交接者双签名。

(2)时间:记录时间要具体到小时、分钟。

(3)记录日期:首页第一行填写年-月-日,以后各页均填写月-日,遇有新的年度,填写年-月-日。

(4)日间、夜间均用蓝黑墨水笔记录。

**(二)一般患者护理记录**

一般患者护理记录适用于医嘱为"特级护理""一级护理"中的病危、危重以外的患者。

**1.记录频率**

患者病情平稳时按护理级别确定记录频次,一级护理患者每天至少记录1次,二级护理患者每周记录2次,三级护理患者每周至少记录1次,病情发生变化随时记录。

**2.记录内容**

(1)记录内容栏内要求重点记录患者的病情变化、用药反应、主诉、生命体征、皮肤、饮食、排泄等异常情况,护理措施(处置)及效果。

(2)特殊检查、治疗、用药、手术等前后应及时记录。

(3)手术前记录患者病情、心理状态、术前准备(健康教育、注意事项、用药等),有无特殊病情变化。

(4)手术后重点记录麻醉方式、手术名称、患者返回病室时间、麻醉清醒状态、生命体征、伤口、术后体位、饮食、引流、术后医嘱执行、护理需求等情况。

(5)大手术患者,随时观察并记录,每班至少记录1次,直至72小时。

(6)患者出院时应在24小时内完成出院护理记录,内容包括出院日期、护理小结、健康指导及护士签名。

(7)患者转科时,书写转科小结,由转出科室护士书写。内容包括入院诊断、减药治疗经过、护理措施、效果评价、目前病情及转科时间。接收科室书写接收记录,内容包括转入诊断、生命体征及评估、转入后护理常规的执行情况。

(8)患者病情转危时,护理记录的内容及频次,按"危重患者护理记录"的要求填写。

**(三)危重患者护理记录**

危重患者护理记录是护士根据医嘱和病情,对危重患者住院期间护理过程的客观记录。凡书写危重患者护理记录的可不再书写"一般患者护理记录"。危重患者护理记录的适用对象是病情危重,需随时观察或监护,以便进行抢救的患者。如严重的创伤、大出血、各种复杂疑难的大手术后,器官移植、大面积灼伤、多脏器功能衰竭、休克、昏迷及早产婴儿等,属于特级护理或一级护理级别中危重患者。

**1.记录频率**

测量并记录生命体征,日间 2 小时记录一次,夜间 4 小时记录一次,病情有特殊变化时,随时记录。因抢救患者未能及时记录的,应在抢救结束后 6 小时内据实补记所有内容。

**2.记录内容**

(1)详细记录体温、脉搏、呼吸、血压及意识等情况。

(2)出入量的记录内容与要求。①入量包括每天饮水、食物中的含水量,TEN(胃肠内营养)、输入液体、输血量等。为准确记录口服入液量,应使用可计量的容器测量。固体食物须记录其数量,再折算含水量予以记录。②出量包括患者的大、小便量,呕吐量、咯血量、痰量,胃肠减压、腹腔抽出液及各种引流量等。对尿失禁患者应设法留置尿管予以计量;自行排尿者,记录每次尿量或根据病情需要将 24 小时尿量集中于一个容器中测量记录。③出入量的统计:每天须小结(白班)、总结(24 小时)各一次。白班于下班前小结出入量,用蓝黑笔填入所画的两道蓝线中。夜班于次日晨 7:00 总结 24 小时出入量,用红笔填入所画的两道红线中。夜班护士同时将 24 小时出入量转记到体温单上(例如,7月 5 日7:00 总结的 24 小时出入量记录到体温单 7 月 4 日栏内)。④排泄物应记录颜色及性质。

(3)体温若无特殊变化,每天至少记录 4 次。

(4)每一时间段记录结束,均有护士签字。

(5)病情观察及护理 包括患者的病情变化、药物反应、皮肤、饮食、睡眠、排泄等方面的异常情况。针对异常情况采取的措施以及处置后患者的反应、结果。

(6)手术后重点记录麻醉方式、手术名称、患者返回病室时间、麻醉清醒状态、生命体征、伤口、术后体位、引流、术后医嘱执行、护理需求等情况。

**三、手术护理记录书写规范**

(1)手术护理记录是指患者在接受手术的过程中,由手术室巡回护士书写的记录。

（2）患者入室后，由巡回护士据实填写患者术前一般情况和术前诊断、手术名称及手术部位等。

（3）手术前，护士应检查手术所用各种无菌包的灭菌时间、有效期限、灭菌效果和责任人，确认符合要求后，在无菌包监测栏内"合格"处打"√"。同时将无菌包灭菌指示卡及植入体内医疗器具的标识，经检验后贴于手术护理记录单的背面。

（4）巡回护士和洗手护士在术前、腔隙关闭前及关闭后对所用器械、辅料的数量进行认真清点、核对，由巡回护士对具体情况进行记录，要求填写具体核对数目。核对无误后巡回护士和洗手护士共同签名，若出现特殊情况，可记录"特殊情况记录"栏内。

（5）手术过程中应详细记录输入的总液体量、输血量，有无使用电刀、术中留取冰冻标本，以及液体出量的数量。

（6）术毕，应如实记录手术患者基本生命体征（注：应与麻醉记录末次数值一致），有无留置引流管，以及出室时间、去向等。由手术医师、麻醉医师或手术巡回护士与病房护士进行床头交接。

（7）巡回护士应对术中是否留取标本进行记录。标本的送检与交接，另按手术室有关规定执行。

（8）术中液体量情况请按照实际输入量认真记录，若无液体入量，如红细胞、冰冻血浆等，请在相应栏目处划斜线，以示并未输入。

（9）洗手护士，巡回护士在手术结束后，分别在护理记录单上签名，没有洗手护士参加的手术可在"洗手护士"栏目内划斜线，若术中出现交接班情况，请交接班护士分别在相应的栏目内签名，若没有交接班，请在相应的栏目内划横线，以示不用交接班的情况。

# 第三节　健　康　教　育

## 一、概述

### （一）健康教育的基本概念

#### 1.健康教育的概念

健康教育是通过信息传播和行为干预，帮助个人和群体掌握卫生保健知识，树立健康观念,合理利用资源,采纳有利于健康行为和生活方式的教育活动与过程。其目的是消除或减轻影响健康的危险因素,预防疾病,促进健康,提高生活质量。它是一种有计划、有组织,有评价的系统干预活动,以调查研究为前提,以传播健康信息为主要措施,以改善对象的健康相关行为为目标,从而达到预防疾病,促进健康,提高生活质量的最终目的。

2.健康教育与卫生宣教的联系与区别

我国当前的健康教育是在过去卫生宣教的基础上发展起来的,卫生宣教是健康教育发展的基础。二者的区别在于以下几方面。

(1)健康教育不是简单的、单一方向的信息传播,而是既有调查研究又有计划、组织、评价的系统干预活动。

(2)健康教育的目标是改善对象的健康相关行为,从而防治疾病,增进健康,而不是作为一种辅助方法为卫生工作某一时间的中心任务服务。

(3)健康教育在融合医学科学、行为科学、传播学、管理科学等学科理论知识的基础上,已初步形成了自己的理论和方法体系。

**(二)健康教育的目的及意义**

1.健康教育的目的

健康教育是一种有效的患者管理方法和手段,在临床护理实践过程中其目的是通过评估、计划、干预、评价等过程有目标性的改善患者行为,提高或维护健康,增强自我管理及保健能力,预防非正常死亡、疾病和残疾的发生。

2.健康教育的意义

(1)健康教育是医疗服务的组成部分和有效易行的治疗手段。作为医疗服务的组成部分,教育可贯穿于三级预防,提高患者健康意识和自我保健能力,改善从医行为。

(2)健康教育可提高患者对医护人员的信任感和依从性。信任是医患关系的重要基础,也是患者形成健康理念,产生从医行为的必要前提。通过沟通和交流可使患者和家属建立对医护人员的信任,遵从医嘱,主动配合治疗,从而促进康复提高医疗质量。

(3)健康教育可实现对患者的心理保健。它可在一定程度上满足患者心理需求,消除由于相关疾病知识缺乏而导致的心理恐惧及焦虑,帮助他们建立战胜疾病的信心。

(4)健康教育可以改变医护人员的知识结构,提升医护人员的综合素质。

(5)树立医院形象,提高医院声誉,可在一定程度上减少医患纠纷的发生率。

**(三)健康教育的基本原则**

健康教育是一项系统工程,涉及内容广、难度大,特别是在医疗机构中需要极强的专业性。因此在实施健康教育的过程中要明确应遵循以下基本原则,以便在实施教育的过程中能够很好地体现。

1.优先满足患者需要原则

对急诊、病情危重或急性发作期的患者,教育的原则是首先考虑满足患者生存、休息、睡眠等基本的生理需要,待病情允许时,可做简短的、必要的说明。

2.因人施教原则

由于患者所患疾病种类、所处疾病状态、年龄、受教育程度等不同,因此在制定教育计划和实施教育过程中要体现出"个体化"原则,有针对性地落实教育需求。

3.以目标为导向原则

目标设定是健康教育程序中的重要环节,其本质是希望健康教育能够达成预定的效果。因此在实施健康教育的过程中不论是教育内容设置还是教育方式的选择都应积极围绕目标达成为原则,设置在住院期间能够实现的目标,并考虑目标的现实性和可测量性。

4.实用原则

在学习过程中,患者最感兴趣的是与自身疾病特征直接相关的健康知识,如外科患者最关心的是术后疼痛的处理、并发症的预防、功能的恢复和出院后的饮食、活动等。因此,确定教学目标时应遵循实用、切题的原则,尽量满足患者的学习需要。

5.患者与家属参与原则

患者是被教育的主体,但是由于患者自身能力和疾病状态所限,实现自身管理往往有一定的难度,特别在慢性病管理中,家庭支持与配合至关重要,因此鼓励家庭成员参与教育非常必要,一方面为患者提供必要的支持与帮助,另一方面可借助获得的知识起到监督指导的作用。

6.循序渐进原则

任何健康教育内容的讲解都不是一朝一夕能完成的。为了使受教育者更好地掌握教育内容,阶梯式教育是非常有效的一种方法,即遵循"由简到繁""由易到难"的原则开展教育工作。

7.直观性原则

许多医学知识对患者来说都是陌生的、抽象的。护士可通过床边演示、录像以及图文并茂的教育手册和现场观摩等教学手段,使患者教育效果更加有效,直接,提高学习效果。

8.科普化原则

健康教育不同于学校教育,专业性弱于后者,主要目的是传播健康信息,改善患者的健康行为。由于教育对象多为普通居民,因此教育内容及使用的语言应做到通俗化以便于患者理解和接受。

9.激励原则

激励教育是最抓住患者心理,为患者提供教育享受的一种手段,在激励教育过程中,患者常会增强学习的动力,提高学习的兴趣,特别是对已取得的成绩有很强的心理满足,这些都是激发患者再学习、取得最佳学习效果的必备条件。

10.动机导向原则

该原则与目标导向原则有异曲同工之处,本质都是希望健康教育能够达成预定的效果。只是在教育过程中更加体现目的性,也可称为目的导向原则。如围术期的外科患者,其术前、术后、出院前的护理有明显的阶段性和目的性。

**(四)健康教育的组成要素**

健康教育需要诸多因素组成,每个因素都在教育的过程中发挥着自身的作用。尤其是人员和工具。二者是教育所需的基本要素缺一不可。

1.人员组成要素

(1)教育者:教育者是实施健康教育工作的主体和核心,是教育项目设计的重要成员,对整个教育活动起领导作用。

(2)教育对象:覆盖面很广,可以是城镇居民、患者或患者家属等。往往与教育内容、教育目的、社会需要等有关。在面对不同疾病、不同环境时,每个人都有机会成为被教育对象。

(3)专业人员:是教育效果保障的关键,专业人员可以提供最先进、最专业的技术支持,可和教育者配合共同解决教育对象存在的一些专业问题。

(4)相关人员和组织:正如前面概念中所提到的教育不是简单地宣教,而是有目的、有计划、有组织、有干预、有效果评价的项目活动,因此仅靠教育者和专业人士是远远不够的,需要有协调、组织人员的参与,保障教育活动的多个环节能够紧密的结合,保证教育效果的顺利达成。

2.教育工具的配置与应用

教育工具是实施教育必不可少的组成要素,好的教育工具能够为教育者带来极大的便利,引导患者积极地参与教育,使教育达到事半功倍的效果。

（1）基础教育工具的配置：计算机、投影仪、幕布、教育场地、激光笔等工具。

（2）示教型教育工具：可根据教育的目的、内容合理配置，如在讲述胰岛素注射技术时可将胰岛素笔、笔用针头、模拟注射部位、消毒物品等配置齐全便于被教育者在学习时有直观的感受甚至可以现场亲自操作。

（3）信息教育平台：是当今社会非常便捷及实用的教育工具，其优点是覆盖面广，受众人数多而且获取信息及反馈及时，是满足多层次需求理想的工具。在传统大众传媒，广播、电视、报纸、网络、传播材料，小折页、墙报、标语等形式基础上，互联网的加盟更加体现优势，可以利用微信、QQ等平台更加便利传播知识，获取、反馈信息满足教育的实际需要。

**（五）教育者应具备的能力**

教育者是健康教育的核心，在教育过程中起主导作用。作为教育者其能力的高低将直接影响教育效果的取得，因此教育者能力建设至关重要。

1.学习能力

学习是教育者获取新知识和技能的重要手段，学习能力的高低与否对于教育者专业水平的提高至关重要。

2.教育能力

教育能力是教育者从事教育工作最基本和最重要的能力。教育能力的高低直接影响教育效果，教育能力强可以调动患者及家属的学习动力，激发他们积极参与学习的热情，从而达到理想的教育效果。

3.沟通能力

沟通能力是教育者必备的重要能力之一，好的沟通能力可以及时发现患者存在的问题，建立良好的护患关系，取得对方的信任，对于达成好的效果至关重要。

4.专业技能

专业技能是教育者应具备的基本能力。专业技能强才能保障传授知识的准确，使受教育者获得正确的信息，保障教育的效果。

5.科研能力

科研能力是发现问题、分析问题、解决问题，或在解决问题时有所创造的能力。科研能力的取得对于教育者而言能够使他们更能细致地发现问题，理性全面地分析问题，及时总结教育中的经验从而保障教育的科学实施。

**二、护理人员在健康教育中的作用**

随着医学模式的转变，实施"以患者为中心"的整体护理已全面展开。整体护理工作不仅需要护理人员做好患者的身心照护,更要在实施照护的过程中融入健康教育,不仅为患者住院期间的生活质量提供保障,更为延续护理奠定良好基础。

**(一)护埋人员在健康教育中的作用**

**1.桥梁作用**

护理健康教育是一种特殊的教学活动,护理人员作为教育者不同于一般意义上的教师。其所体现的教育职能之一就是在患者不健康行为与健康行为之间架起一座传授知识和矫正态度的桥梁。这种桥梁作用要求护理人员必须把教学重点放在帮助患者建立健康行为上。

**2.组织作用**

护理人员是护理健康教育的具体组织者和实施者。护理健康教育计划的制定、教育内容、教育方法的选择和教学进度的调控都由护理人员来策划和决定。有目的、有计划、有评价的教育活动就是通过护理人员的组织来实现。因此护理人员必须掌握护理健康教育的基本原则和基本技能,创造性地做好患者护理健康教育的组织工作。

**3.协调作用**

护理健康教育是一个完整的教育系统,虽然护理健康教育计划由护理人员来制定,但在实施护理健康教育计划的过程中需要各类人员的密切配合。护理人员在与各类人员的组织协调中处于十分重要的位置,扮演着举足轻重的角色。护理人员作为联络者应担负起与医师、专职教育人员、营养师、物理治疗师等相关人员的协调作用以满足患者对护理健康教育的需求。

**4.教育作用**

护理人员是健康教育的主要实施者,在实施过程中承担主体责任,不仅为患者提供科学有效的健康管理信息,而且指导患者如何实践健康行为。

**(二)护理健康教育与整体护理的关系**

护理健康教育是整体护理的重要组成部分,其在临床实践中的具体实施丰富了整体护理的内涵,使护理人员和患者有机的联系在一起,通过健康教育使患者更加理解护理工作的内涵,提高配合护理工作的质量,使整体护理更加落实到位。而且健康教育还可作为整体护理向纵深发展的抓手,提供进一步发展的可操作性平台。

### (三)健康教育实施中应注意的法律问题

**1.保持医护健康教育的一致性**

在医院健康教育义务往往由医护共同承担,虽然教育内容侧重不同,但在开展教育的过程中,有许多知识涉及疾病的病生理变化和转归。因此,医护教育应保持一致,避免引发医患、护患纠纷。

**2.掌握语言沟通的技巧**

沟通解释不当容易导致患者的误解,因此在健康教育的过程中适当地使用解释性语言十分重要。除了应用通俗易懂的大众化语言外,更要掌握婉转修饰的语言艺术,切忌说话生、冷、硬,引发不必要的纠纷。

**3.正确处理好患者知情同意权和保护性医疗制度之间的关系**

对实施保护性医疗的患者,护理人员不应对保密的内容进行讲解,以免加重患者的心理负担导致病情加重等不良后果的出现。

**4.明确职责范围**

正确对待健康教育中医护分工协作问题。随着医疗纠纷的增加,医疗护理的责任及风险也在不断增加,作为护理人员应准确了解其工作职责的法律范围,明确哪些教育工作自身可以独立完成,哪些须有医嘱或在医师指导下进行,防止发生法律纠纷。

## 三、护理健康教育的程序与常见类型

健康教育是一项系统工作,它与简单的宣教工作有着本质的不同,高水平的教育工作有着科学的流程,严谨、规范教育程序的落实是教育效果取得的关键,因此对于护理人员而言以下的程序是需要掌握的,以便在教育活动的实施中能够很好地应用。

### (一)护理健康教育的程序

**1.评估教育需求**

评估是健康教育工作的起点,是教育者发现问题、了解患者需求的有效环节。此阶段工作的重点包括明确患者急需解决的问题、患者最重要的需求、患者是否做好了接受教育的准备、患者学习的能力如何、目前具备的条件如何等内容。

**2.确定教育目标**

健康教育目标是希望教育活动后患者能够达到的健康状态或行为的结果,也是评价教育效果的一种标准。教育目标的制订应遵循"SMART"原则,即 S (special,特异性)、M(measurable,可测量)、A(achievable,经过努力能达到的或是能完成的)、R(reliability,可靠性)、T(time bound,在明确规定时间内完成)等特征。

3.制订教育计划

教育计划的制订是一个非常缜密的环节,涉及内容比较全面,是健康教育落实达到教育目标的基础,对教育者而言是很好的能力考验。

(1)教育计划应包含教育时间、地点、受教育对象、主要教育者、教育重点内容、教育方法及应用辅助工具、评价方法等要素及内容。

(2)教育计划制订应体现遵循目标导向原则、鼓励患者积极参与原则、可行性及灵活性等原则。

4.实施教育计划

教育计划是健康教育的核心环节。此环节除了考验教育者专业技能外,沟通能力也在此环节得以充分展现,特别是一些重要的技巧也会用到。如教育过程中应注重教育信息的双向沟通,给患者提问的机会;适当重复重点内容加深患者的记忆,可以采用不同方式加以强化;使用适宜的教育辅助材料,调动患者参与的热情,同时增加直观性和趣味性;根据疾病特点教育可以设计成不同的形式,以提高健康教育的效果。

5.评价教育效果

教育效果评价是考核教育效果及目标是否达成的关键环节,是完善和修改教育计划更有针对性满足患者健康需求的必备过程。评价过程可根据教育内容在不同时间完成,可进行阶段性评价,也可进行结果评价或过程评价。

**(二)健康教育常见类型**

1.门诊教育

门诊教育是指在门诊就诊期间对患者实施的教育。由于患者所患疾病特点不同,教育方式可灵活选择。

(1)教育处方:受就诊时间、空间限制,对于就诊时间短、疾病知识极度缺乏或者记忆能力降低的老年患者,教育处方可以以医嘱的形式对患者的行为和生活方式予以指导。

(2)候诊教育:在一些条件较好或候诊区相对独立的门诊区域,可针对候诊知识及该科的常见疾病的防治进行相关教育,不仅可以缓解患者就诊等待焦虑的情绪,而且可增加相关疾病的防控知识。

(3)随诊教育与管理:随诊教育与管理是非常有效的一种教育管理方式,它具有连续性、延续性特点。在随诊过程中不仅可根据发现的问题及时给予必要的教育指导,而且还可以做好阶段性评价工作。

(4)设立教育门诊:教育门诊是一种新型的教育管理方式,其特点是可为门诊就诊患者提供个体化、有针对性的健康教育。目前它是健康教育系统模式的一种典型代表,也是教育效果最佳的表现形式。

### 2.住院教育

住院教育主要目的是提升患者对自身疾病、治疗与护理的认识程度从而提高依从性,巩固住院治疗的效果,提高患者自我管理能力,进一步促进机体康复。

(1)入院教育:是住院教育的起点,其目的在于使住院患者积极调整心态,尽快适应医院环境从而配合治疗和护理。主要内容涉及病房环境、相关制度、与疾病相关的一些风险等。

(2)在院教育:指医护人员在患者住院期间进行的教育。此阶段教育的内容较系统,教育内容往往是循序渐进根据患者健康需要的轻重缓急、治疗护理特点有针对性地选择和实施。涉及内容主要包括疾病的病因、发病机制、症状、并发症、治疗原则、饮食、心理作用等,其主要目的是提高患者的依从性更好地配合治疗。

(3)术前及术后教育:是保证手术效果有效的途径之一。术前教育可有效缓解患者心理压力减少神秘感所带来的焦虑,为手术实施做好相应的准备。术后教育对术后康复、减少并发症意义重大。

(4)出院教育:是延续护理的起点,为患者院外能够实施自我管理奠定良好的基础。出院教育涉及的内容较为广泛,包括患者自身行为管理、药物管理、疾病随诊、家庭支持、社会支持等诸多方面。

### 四、护理健康教育的内容及常用方法

护理涉及健康教育的内容与方法与通常意义上的健康教育其内容会因教育目的不同略有差异,前者更有针对性,特殊性更加突出,而后者普适性更为明显,因此在教育内容的选择上侧重点会有所不同。

### (一)护理健康教育的内容

#### 1.疾病的防治知识

疾病的防治知识是护理健康教育的基本内容。护理人员面对的教育对象多为患者,这些受教育对象往往多患有不同的疾病,为了取得患者的配合提高疾病治愈的速度,做好相关疾病防治知识教育内容的选择至关重要。

**2.各种仪器及器械治疗的知识**

随着医学的发展和进步,越来越多的仪器设备应用于临床,为临床带来更多的诊治手段。但是由于患者对一些仪器设备的作用和功能缺乏了解,常常会出现不同程度的问题对患者和仪器本身造成负面的影响。因此做好仪器使用方面的健康指导,不仅能使患者了解仪器使用的意义,同时可减少使用风险产生的不良后果。

**3.各种检查化验的知识**

化验检查是临床常用的一种诊查手段,是体现患者病情状态的客观依据。然而很多患者并不知晓所做化验指标所代表的意义,忽视甚至拒绝医师的建议,因此通过各种检查化验知识的教育一方面使患者对检验指标意义有所认识,另一方面可通过指标对自身疾病有正确的认识,配合治疗,主动根据自身病情需要完成相关检验为合理治疗提供依据。

**4.合理用药的知识**

药物治疗是最重要的治疗手段,是医护患三方均关注的医疗问题。药物的合理使用是保证患者用药安全取得最佳治疗效果的基础。合理用药知识的教育可使患者掌握自身用药的作用、意义,积极配合治疗,同时减少患者在院外用药不当造成的风险,提高治疗的安全性。

**5.有利于健康行为与行为训练的知识**

健康行为是预防各种疾病保障生命健康的基础。然而随着经济的发展人们的生活方式发生了巨大的变化,使得健康行为渐渐被人们所忽视甚至远离,随之而来各种急慢性疾病的暴发。然而很多人包括患者对健康行为对疾病影响的意义并不了解或知之甚少,因此开展这方面的教育意义重大,它可切断疾病发生的根源,减少疾病的再发。

**(二)健康教育常用的方法**

**1.一对一教育**

一对一教育目前是临床中非常有效的一种教育手段。它可以根据患者实际需求进行"量身定制",目的性强,在征集患者存在健康问题的基础上,能够根据患者意愿确定优选问题并与患者共同制定教育计划、干预措施及目标,有的放矢解决患者存在的问题。

**2.小组教育**

小组教育是目前在临床中常用的一种教育模式,与一对一教育相比既能节省教育者人力同时又能覆盖较多的被教育者。在教育过程中可以将大家感兴趣的同一主题或内容进行讨论达成共识并分享经验。

### 3.集体教育

常见的形式多为大课堂教育,它可覆盖更多更广的人群,有一定的声势会产生较大的影响力。

### 4.同伴支持教育

同伴支持教育是近年来比较有影响力的一种教育模式,其特点是将有相似或相同病情或疾病经历的患者组织在一起,相互之间无等级,他们可将共同的疾病经历和感受进行分享,做到彼此聆听、自由讨论,进而产生共鸣。

由于健康教育所处的环境不同,面对的教育对象也各有差异,因此健康教育方法的选择也应因人而异、因地制宜。健康教育的方法也不是单一的,必要时可以评估患者具体情况和需求将几种方法结合在一起使用,达到互相弥补、取长补短的作用,使健康教育的效果达到最大化。

## 第四节  医 护 沟 通

### 一、医护关系

医护人员应当是一个充满协作精神的团队,想要工作环境优良,首先就是从我做起,着重规范自己的举止,随和的态度和亲切的话语有利于建立和谐的关系。从这个方面说,医师应当具有主动性。

在医院中,医疗、护理工作既相对独立而又密不可分,面对的都是患者,但工作内容又各不相同。所以,和谐的医护关系是高质量医疗、护理效果的关键要素之一。交流-协作-互补型医护关系模式是应该被广泛建立的。即:①双方要实时交换患者的情况。②双方在工作中要相互合作、帮助、团结,在患者突然出现病情波动或抢救时要更加体现上述精神,可以帮助对方紧急处理突发状况,满足彼此的角色期待。③严格遵循医护道德关系处事,即协作、信任、尊重、谅解、监督、制约。

现实生活和工作中,虽然医疗行业受到质疑,受到挑战,整个医疗行业的执业环境恶化,似乎医师在其中受到了更大的压力,但护士因为过去的不被重视甚至被患者忽视而似乎影响较小,但真实情况是,过去护士在医疗机构行政部门的心中就无足轻重,在医师的心中可有可无,在发生现在的境况的情况下,护士更是承受了来自社会的和医院的、医师的压力。护士的压力源不仅是针对为患者提供诊疗操作时,医师方面才是更大的压力来源。所以良好的医护关系就尤其重要。不但对于医疗安全,更是稳定护理队伍的要求。

为什么会出现这么紧张的医护关系呢?在很多医院都存在医师和护士酬劳、升迁、休假等方面的差异,包括荣誉,各方面更加侧重于医师。主要原因有下列几点。

首先在普遍人群中对护士的观念有谬误导致了护士的地位处于劣势。人们对护士的功效还止于"打针、发药"的最基本阶段,并未因为护理科学的兴盛而改变。如今护理工作已经从最初级逐渐进展到高级护理阶段,包括咨询、康复、健康教育、心理护理甚至抢救生命,使护理更加全面,护士已不再是人们心中的"护理员",而是具备专业性的职业角色。既然如此,社会观念为什么没有随之改变呢?有些医院并没有因为护士沉重的工作压力而调整人员比重及布局,造成护士的角色没有被认知。护士人员紧缺情况存在于整个医疗体系中。其一是具有护士执业资格的人员流散在社会其他岗位上,其二是在护士入职要求及规模上过于严格。许多医院斥巨资招贤纳士,但是在招收的人才中护士又占有多大比例呢?因此,从医院本身就没有转变思想,对护理工作没有重视。

其次,护士自身素质的低下也是不容忽视的事实。医师大多数都经过了严格的大学训练,从医学学士到硕士、博士,即使这样,刚毕业出来时也很难胜任。在后续的医学生涯中,需要获取大量的知识,一生在不断追求、不断学习。但护士呢?不否认很多有进取心的护士,在工作中认真负责,不断学习新的知识,努力适应新的环境和工作压力。但不少护士没有学习的动力,没有学习的理念,没有学习的习惯,自己不重视作为专业人员,作为一种职业的要求。有些护士在一个专科干了多年的专科护理,但对该专科的认识却没有提高。在这种情况下,医师当然会对护士有一种歧视。总有一些护士被医师所喜爱,是因为她们在工作中的慎独精神和废寝忘食的学习态度,对自己的专业知识及人文素养有着更高的追求,她们在鼓励中成长。

**二、医护关系的沟通技巧**

**(一)把握各自的位置和角色**

虽然医师和护士所面对的对象相同,有着共同的目标,但工作重点及运用的方法却存在差异。医师的义务在于为患者准确无误地诊断并给予适当的治疗方法。而护士的职责是自主地配合医师进行治疗,并向患者讲解治疗的内容及意义,做好身体及心理的全面护理,使患者能知晓并配合。执行医嘱时要细心,发现有错误不可盲目遵从,应自觉告知医师,并帮助修改、调整不恰当的医嘱。护士需要具有坚实的专业基础,才能做到发现问题并帮助解决问题,对不清楚的问题要查证准确。护士发现医嘱有问题时,有义务暂缓执行并请医师及时改正。相反的,护士如果执行了错误医嘱,并造成不良后果时,虽然主要责任在医师,护士也要承担次要责任。

### (二)真诚合作、互相配合

在日常工作中,医师与护士在地位上是平等的,只是服务于患者的内容不尽相同。医师精准的诊断与护士优良的护理相辅相成,就能达到最优质的医疗效果。医师与护士之间要建立彼此尊敬、互相帮助、真挚配合、不命令与刻板实施的关系。想要达到这种良好的合作状态,医师护士要多站在对方角度思考,避免牢骚,少一些挑剔,工作中团结协作,为患者提供安全的诊疗环境。

### (三)关怀体谅、彼此理解

医师、护士要对彼此的职能充分了解,认可对方是独立的,且缺一不可,医护间要相互尊重,主动帮助,支持对方工作,护士执行医嘱要严谨,要勇于对医疗工作指出合理的想法,医师也要对护士的勤恳工作态度表示敬佩,对护士提供的患者状况不要轻视,实时调整诊疗计划。

### (四)互相监督、建立友谊

医疗事故与差错不论轻重,都会对患者造成痛苦和灾难,所以医师与护士在工作中要互相监督,尽早发现,将不良事件消灭在萌芽中。在有医疗护理差错发生时,切不可偏袒、遮掩,要勇于改正,不要酿成更大的悲剧。对待别人要多一些善良,切不可落井下石。

目前的医疗事故处理条例虽然给患者增加了更多的权利,但这些权利的增加不能成为医师和医疗机构的抱怨,这些权利对于完善法制社会,维护患者的权利具有至关重要的意义,维护了每一个人,包括我们医护人员,因为我们也是患者群落的一个组成部分。

一些医疗纠纷发生的原因是某些医疗机构的医师和护士所犯的低级的、原则性的错误,这让人痛心!虽然医疗纠纷最后的结果就是金钱的赔偿,但对患者而言,健康损害难以弥补,死亡更是无法挽回。懂得换位思考,就能理解医师难做,患者也不容易。所以护士要想改变当前的境况,还要努力学习,积极主动,社会会给予我们崇高的评价和荣誉。

# 第二章

# 消化内科护理

## 第一节 胃 炎

胃炎是指不同病因所致的胃黏膜炎症,通常包括上皮损伤、黏膜炎症反应和细胞再生 3 个过程,是最常见的消化道疾病之一。

### 一、急性胃炎

急性胃炎是由多种病因引起的急性胃黏膜炎症,内镜检查可见胃黏膜充血、水肿、出血、糜烂及浅表溃疡等一过性病变。临床上,以急性糜烂出血性胃炎最常见。

#### (一)病因与发病机制

1.药物

最常引起胃黏膜炎症的药物是非类固醇抗炎药(non-steroidal anti-inflammatory drug,NSAID),如阿司匹林、吲哚美辛等,可破坏胃黏膜上皮层,引起黏膜糜烂。

2.急性应激

严重的重要脏器衰竭、严重创伤、大手术、大面积烧伤、休克甚至精神心理因素等引起的急性应激,导致胃黏膜屏障破坏和 $H^+$ 弥散进入黏膜,引起胃黏膜糜烂和出血。

3.其他

酒精具有亲脂性和溶脂能力,高浓度酒精可直接破坏胃黏膜屏障。某些急性细菌或病毒感染、胆汁和胰液反流、胃内异物以及肿瘤放射治疗(以下简称放疗)后的物理性损伤,可造成胃黏膜损伤引起上皮细胞损害、黏膜出血和糜烂。

### (二)临床表现

1.症状

轻者大多无明显症状;有症状者主要表现为非特异性消化不良的表现。上消化道出血是该病突出的临床表现。

2.体征

上腹部可有不同程度的压痛。

### (三)辅助检查

1.实验室检查

大便潜血试验呈阳性。

2.内镜检查

纤维胃镜检查是诊断的主要依据。

### (四)治疗要点

治疗原则是去除致病因素和积极治疗原发病。药物引起者,立即停药。急性应激者,在积极治疗原发病的同时,给予抑制胃酸分泌的药物。发生上消化道大出血时,按上消化道出血处理。

### (五)护理措施

1.休息与活动

注意休息,减少活动。急性应激致病者应卧床休息。

2.饮食护理

定时、规律进食,少食多餐,避免辛辣刺激性食物。

3.用药指导

指导患者遵医嘱慎用或禁用对胃黏膜有刺激作用的药物,并指导患者正确服用抑酸剂、胃黏膜保护剂等药物。

## 二、慢性胃炎

慢性胃炎是由各种病因引起的胃黏膜慢性炎症。其发病率在各种胃病中居首位。

### (一)病因与发病机制

1.幽门螺杆菌感染

幽门螺杆菌(Hp)感染被认为是慢性胃炎最主要的病因。

2.饮食和环境因素

饮食中高盐和缺乏新鲜蔬菜、水果与发生慢性胃炎相关。Hp可增加胃黏膜对环境因素损害的易感性。

3.物理及化学因素

物理及化学因素可削弱胃黏膜的屏障功能,使其易受胃酸-胃蛋白酶的损害。

4.自身免疫

由于壁细胞受损,机体产生壁细胞抗体和内因子抗体,使胃酸分泌减少乃至缺失,还可影响维生素 $B_{12}$ 吸收,导致恶性贫血。

5.其他因素

慢性胃炎与年龄相关。

**(二)临床表现**

1.症状

70％～80％的患者可无任何症状,部分患者表现为非特异性的消化不良,症状常与进食或食物种类有关。

2.体征

体征多不明显,有时上腹部轻压痛。

**(三)辅助检查**

1.实验室检查

胃酸分泌正常或偏低。

2.Hp检测

可通过侵入性和非侵入性方法检测。

3.胃镜及胃黏膜活组织检查

胃镜及胃黏膜活组织检查是诊断慢性胃炎最可靠的方法。

**(四)治疗要点**

治疗原则是消除病因、缓解症状、控制感染、防治癌前病变。

1.根除 Hp 感染

对 Hp 感染引起的慢性胃炎,尤其在活动期,目前多采用三联疗法,即一种胶体铋剂或一种质子泵抑制剂加上两种抗菌药物。

2.根据病因给予相应处理

若因 NSAID 引起,应停药并给予抑酸剂或硫糖铝;若因胆汁反流,可用氢氧化铝凝胶来吸附,或予以硫糖铝及胃动力药物以中和胆盐,防止反流。

3.对症处理

有胃动力学改变者,可服用多潘立酮、西沙必利等;自身免疫性胃炎伴有恶性贫血者,遵医嘱肌内注射维生素 $B_{12}$。

**(五)护理措施**

1.一般护理

(1)休息与活动:急性发作或伴有消化道出血时应卧床休息,并可用转移注意力、做深呼吸等方法来减轻焦虑、缓解疼痛。病情缓解时,进行适当的运动和锻炼,注意避免过度劳累。

(2)饮食护理:以高热量、高蛋白、高维生素及易消化的饮食为原则,宜定时定量、少食多餐、细嚼慢咽,避免摄入过咸、过甜、过冷、过热及辛辣刺激性食物。

2.病情观察

观察患者消化不良症状,腹痛的部位以及性质,呕吐物和粪便的颜色、量及性状等,用药前后患者的反应。

3.用药护理

注意观察药物的疗效及不良反应。

(1)慎用或禁用阿司匹林、吲哚美辛等对胃黏膜有刺激的药物。

(2)胶体铋剂:枸橼酸铋钾宜在餐前半小时用吸管吸入服用。部分患者服药后出现便秘和大便呈黑色,停药后可自行消失。

(3)抗菌药物:服用阿莫西林前应询问患者有无青霉素过敏史,应用过程中注意有无迟发性变态反应。甲硝唑可引起恶心、呕吐等胃肠道反应。

4.症状、体征的护理

腹部疼痛或不适者,避免精神紧张,采取转移注意力、做深呼吸等方法缓解疼痛;或用热水袋热敷胃部,以解除痉挛,减轻腹痛。

5.健康指导

(1)疾病知识指导:向患者及家属介绍本病的相关病因和预后,避免诱发因素。

(2)饮食指导:指导患者加强饮食卫生和营养,规律饮食。

(3)生活方式指导:指导患者保持良好的心态,生活要有规律,合理安排工作和休息时间,劳逸结合。

(4)用药指导:指导患者遵医嘱服药,如有异常及时就诊,定期门诊复查。

# 第二节　消化性溃疡

## 一、疾病概述

### (一)概念和特点

消化性溃疡主要指发生在胃和十二指肠的慢性溃疡,即胃溃疡(gastric ulcer,GU)和十二指肠溃疡(duodenal ulcer,DU),因溃疡的形成与胃酸/胃蛋白酶的消化作用有关而得名。溃疡的黏膜缺损超过黏膜肌层,不同于糜烂。

消化性溃疡是全球常见疾病,其患病率在近年来呈下降趋势。本病可发生于任何年龄,但中年最为常见,DU 多见于青壮年,而 GU 多见于中老年,后者发病高峰比前者约迟 10 年。男性患病比女性多见。临床上 DU 比 GU 多见,两者之比为(2~3)∶1,但有地区差异。

### (二)相关病理、生理

目前,对消化性溃疡的病理、生理的认识主要是基于 Shay 和 Sun 等人提出的"平衡学说"。即正常情况下,胃黏膜的攻击因子与防御因子应保持生理上的平衡,若攻击因子过强或防御因子减弱,就会造成胃黏膜损伤而引起溃疡。攻击因子主要有胃酸、胃蛋白酶、Hp 等。防御因子主要有碳酸氢盐、胃黏液屏障和前列腺素等细胞保护因子。因此,"平衡学说"实际上就是胃酸分泌系统与胃黏膜保护系统之间的平衡。

### (三)消化性溃疡的病因

1.Hp 感染和非类固醇抗炎药

近年的研究已经明确,Hp 感染和服用非类固醇抗炎药(NSAID)是最常见病因。溃疡发生是黏膜侵袭因素和防御因素失平衡的结果,胃酸在溃疡的形成中起关键作用。对胃、十二指肠黏膜有损伤的侵袭因素包括胃酸和胃蛋白酶的消化作用,Hp 的感染、NSAID,以及其他如胆盐、胰酶、酒精等,其中 Hp 和 NSAID 是损害胃黏膜屏障,导致消化性溃疡的最常见病因。

2.下列因素与消化性溃疡发病有不同程度的关系

(1)吸烟:吸烟者消化性溃疡的发生率比不吸烟者高,吸烟影响溃疡愈合和促进溃疡复发。

(2)遗传:消化性溃疡的家族史可能是 Hp 感染"家庭聚集"现象,O 型血胃上皮细胞表面表达更多黏附受体而有利于 Hp 定植,故 O 型血者易患消化性溃疡。

(3)急性应激:情绪应激可能主要起诱因作用,可能通过神经内分泌途径影响胃十二指肠分泌、运动和黏膜血流的调节。

(4)胃十二指肠运动异常:胃肠运动障碍不大可能是原发病因,但可加重 Hp 或 NSAID 对黏膜的损害。

因此,消化性溃疡是一种多因素疾病,其中 Hp 感染和服用 NSAID 是已知的主要病因,溃疡发生是黏膜侵袭因素和防御因素失平衡的结果,胃酸在溃疡形成中起关键作用。

**(四)临床表现**

上腹痛是消化性溃疡的主要症状,但部分患者可无症状或症状较轻以至于不为患者所注意,而以出血、穿孔等并发症为首发症状。

典型的消化性溃疡有如下临床特点:①慢性过程,病史可达数年至数十年;②周期性发作,发作与自发缓解相交替,发作期可为数周或数月,缓解期亦长短不一,短者数周、长者数年;发作常有季节性,多在秋冬季或冬春之交发病,可因精神情绪不良或过劳而诱发;③发作时上腹痛呈节律性,表现为空腹痛即餐后 2～4 小时和/或午夜痛,腹痛多为进食或服用抗酸药所缓解,典型节律表现在 GU 多见。

1.症状

上腹痛为主要症状,性质多为灼痛,亦可为钝痛、胀痛、剧痛或饥饿样不适感。多位于中上腹,可偏右或偏左。一般为轻至中度持续性痛。疼痛常有典型的节律性如上述。腹痛多在进食或服用抗酸药后缓解。

2.体征

溃疡活动时上腹部可有局限性轻压痛,缓解期无明显体征。

**(五)辅助检查**

1.实验室检查

血常规、尿和便常规(粪便潜血试验)、生化、肝肾功能检查(以了解其病因、诱因及潜在的护理问题)。

2.胃镜和胃黏膜活组织检查

胃镜和胃黏膜活组织检查是确诊消化性溃疡首选的检查方法。内镜下消化性溃疡多呈圆形或椭圆形,也有呈线形,边缘光整,底部覆有灰黄色或灰白色渗出物,周围黏膜可有充血、水肿,可见皱襞向溃疡集中。内镜下溃疡可分为活动期(A)、愈合期(H)和瘢痕期(S)3个病期。

**3.X线钡餐检查**

其适用于对胃镜检查有禁忌或不愿接受胃镜检查者。溃疡的X线征象有直接和间接两种:龛影是直接征象,对溃疡有确诊价值;局部压痛、十二指肠球部激惹和球部畸形、胃大弯侧痉挛性切迹均为间接征象,仅提示可能有溃疡。

**4.Hp检测**

该检测应列为消化性溃疡诊断的常规检查项目,因为有无Hp感染决定治疗方案的选择。监测方法分为侵入性和非侵入性两大类。前者需通过胃镜检查取胃黏膜活组织进行监测,主要包括快速尿素酶试验、组织学检查和Hp培养;后者主要有$^{13}$C或$^{14}$C尿素呼气试验、粪便Hp抗原检测及血清学检查。

**(六)治疗原则**

消化性溃疡的治疗目的:消除病因、缓解症状、愈合溃疡、防止复发和防治并发症。针对病因的治疗,如根除Hp,有可能彻底治愈溃疡病,是近年来消化性溃疡治疗的一大进展。

**1.药物治疗**

治疗消化性溃疡的药物可分为抑制胃酸分泌的药物和保护胃黏膜的药物两大类,主要起缓解症状和促进溃疡愈合的作用,常与根除Hp治疗配合使用。

(1)抑制胃酸药物:溃疡的愈合与抑酸治疗的强度和时间成正比。抗酸药具有中和胃酸作用,可迅速缓解疼痛症状,但一般剂量难以促进溃疡愈合,故目前多作为加强止痛的辅助治疗。常用的抑制胃酸的药物有碱性抗酸剂:氢氧化铝、铝碳酸镁等及其复方制剂;$H_2$受体拮抗剂:西咪替丁800 mg,每晚1次或400 mg,2次/天;雷尼替丁300 mg,每晚1次或150 mg,2次/天;法莫替丁40 mg,每晚1次或20 mg,2次/天;尼扎替丁300 mg,每晚1次或150 mg,2次/天;质子泵抑制剂:奥美拉唑20 mg,1次/天;兰索拉唑30 mg,1次/天。

(2)保护胃黏膜药物:硫糖铝和胶体铋目前已少用作治疗消化性溃疡的一线药物。枸橼酸铋钾因兼有较强抑制幽门螺杆菌作用,可作为根除Hp联合治疗方案的组分,但要注意此药不能长期服用,因会过量蓄积而引起神经毒性。米索前列醇具有抑制胃酸分泌、增加胃十二指肠黏膜的黏液及碳酸氢盐分泌和增加黏膜血流等作用,主要用于NSAID溃疡的预防,腹泻是常见不良反应,因引起子宫收缩故孕妇忌服。

常用的有硫糖铝 1 g,4 次/天;前列腺素类药物:米索前列醇 200 μg,4 次/天;胶体铋:枸橼酸铋钾 120 mg,4 次/天。

根除 Hp 治疗:凡有 Hp 感染的消化性溃疡,无论初发或复发、活动或静止、有无合并症,均应予以根除 Hp 治疗。根除 Hp 治疗结束后,继续给予一个常规疗程的抗溃疡治疗是最理想的。这对有并发症或溃疡面积大的患者尤为必要。

**2.其他治疗**

外科手术,仅限于少数有并发症者,包括:①大量出血经内科治疗无效;②急性穿孔;③瘢痕性幽门梗阻;④胃溃疡癌变;⑤严格内科治疗无效的顽固性溃疡。

## 二、护理评估

### (一)一般评估

**1.患病及治疗经过**

询问发病的有关诱因和病因,如发病是否与天气变化,饮食不当或情绪激动有关;有无暴饮暴食、喜食酸辣等刺激性食物的习惯;是否嗜烟酒;有无经常服用 NSAID 药物史;家族中有无溃疡病者等。询问患者的病程经过,如首次疼痛发作的时间,疼痛与进食的关系,是餐后还是空腹出现,有无规律,部位及性质如何,应用何种方法能缓解疼痛。曾做过何种检查和治疗,结果如何。

**2.患者主诉与一般情况**

有无恶心、呕吐、嗳气、反酸等其他消化道症状,有无呕血、黑便、频繁呕吐等症状。询问此次发病与既往有无变化,日常休息与活动如何等。

**3.相关记录**

腹痛、体重、体位、饮食、药物、出入量等记录结果。

### (二)身体评估

**1.头颈部**

有无痛苦表情、消瘦、贫血貌等。

**2.腹部**

(1)上腹部有无固定压痛点,有无胃蠕动波,全腹有无压痛、反跳痛,有无腹肌紧张。

(2)有无空腹振水音,腹部有无肠鸣音变化(亢进、减弱或消失)(结合病例综合考虑)。

3.其他

有无因腹部疼痛而发生的体位改变等。

**(三)心理-社会评估**

患者及家属对疾病的认识程度,患者有无焦虑或恐惧等心理,患者在疾病治疗过程中的心理反应与需求,家庭及社会支持情况。

**(四)辅助检查结果评估**

(1)血常规:有无红细胞计数、血红蛋白减少。

(2)粪便潜血试验:是否为阳性。

(3)Hp检测:是否为阳性。

(4)胃液分析:基础排酸量和最大排酸量是增高、减少还是正常。

(5)X线钡餐造影:有无典型的溃疡龛影及其部位。

(6)胃镜及黏膜活检:溃疡的部位、大小及性质如何,有无活动性出血。

**(五)常用药物治疗效果的评估**

1.抗酸药评估要点

(1)用药剂量/天、时间、用药的方法(静脉注射、口服)的评估与记录。

(2)有无磷缺乏症表现:食欲缺乏、软弱无力等症状,甚至有骨质疏松的表现。

(3)有无严重便秘、代谢性碱中毒与钠潴留,甚至肾损害。服用镁剂应注意有无腹泻。

2.$H_2$受体拮抗剂评估要点

(1)用药剂量/天、时间、用药的方法(静脉注射、口服)的评估与记录,静脉给药应注意控制速度,速度过快可引起低血压和心律失常。

(2)注意监测肝、肾功能,注意有无头痛、头晕、疲倦、腹泻及皮疹等反应,因药物可随母乳排出,哺乳期应停止用药。

3.质子泵抑制剂的评估要点

(1)患者自觉症状:有无头晕、腹泻等症状。

(2)有无皮肤等反应:如荨麻疹、皮疹、瘙痒、头痛、口苦和肝功能异常等。

**三、主要护理诊断**

(1)腹痛:与胃酸刺激溃疡面引起化学性炎症反应有关。

(2)营养失调,低于机体需要量:与疼痛致摄入减少及消化吸收障碍有关。

(3)知识缺乏:缺乏有关消化性溃疡病因及预防知识。

(4)潜在并发症:上消化道大量出血、穿孔、幽门梗阻和癌变。

### 四、护理措施

#### (一)休息与活动

溃疡活动期且症状较重者,嘱其卧床休息几天至2周,可使疼痛等症状缓解。病情较轻者则应鼓励其适当活动,以分散注意力。

#### (二)指导缓解疼痛

注意观察及详细了解患者疼痛的规律和特点,并按其疼痛特点指导缓解疼痛的方法。如DU表现为空腹痛或午夜痛,指导患者在疼痛前或疼痛时进食碱性食物(如苏打饼干等),或服用制酸剂。也可采用局部热敷或针灸止痛。

#### (三)合理饮食

选择营养丰富,易消化的食物。症状重者以面食为主。避免食用机械性和化学性刺激强的食物。以少食多餐为主,每天进食4~5次,避免过饱,进食宜细嚼慢咽,以增加唾液分泌,稀释和中和胃酸。

#### (四)用药护理

应严格按医嘱用药,并注意观察常用药的毒副作用,发现问题及时处理。

#### (五)心理护理

多关心体贴患者,使患者保持良好的情绪,因为过分焦虑和恐惧往往更易诱发和加重消化性溃疡。

#### (六)健康教育

1.帮助患者认识和去除病因
讲解引起和加重溃疡病的相关因素,指导其保持乐观情绪,规律生活。

2.饮食指导
建立合理的饮食习惯和结构,戒除烟酒,避免摄入刺激性食物。饮食宜清淡、易消化、富营养,少食多餐。

3.用药原则
指导患者按医嘱正确服药,学会观察药效及不良反应,不随便停药或减量,防止溃疡复发。指导患者慎用或勿用致溃疡的药物,如阿司匹林、咖啡因、泼尼松等。

4.适当活动计划

制订个体化的活动计划,选择合适的锻炼方式,提高机体抵抗力。

5.自我观察

教会患者出院后的某些重要指标的自我监测:如腹痛、呕吐、黑便等监测并正确记录。

6.及时就诊的指标

(1)上腹疼痛节律发生变化或疼痛加剧。

(2)出现呕血、黑便等。

# 第三节 急性胰腺炎

## 一、疾病概述

### (一)概念和特点

急性胰腺炎是消化系统常见疾病,是多种病因导致的胰酶在胰腺内被激活后引起胰腺组织自身消化所致的化学性炎症。临床表现以急性腹痛,发热伴有恶心、呕吐及血和尿淀粉酶增高为特点。

本病可见于任何年龄,但以青壮年居多。

急性胰腺炎根据其病情轻重分为轻型和重症急性胰腺炎,前者以胰腺水肿为主,临床多见,病情常呈自限性,预后良好。后者临床少见,常继发感染、腹膜炎和休克等多种并发症,病死率高。

### (二)相关病理、生理

急性胰腺炎根据其病理改变一般分为两型。

#### 1.急性水肿型

胰腺肿大、间质水肿、充血和炎性细胞浸润等改变。水肿型多见,病情常呈自限性,于数天内自愈。

#### 2.出血坏死型

胰腺肿大、腺泡坏死、血管出血坏死为主要特点。出血坏死型则病情较重,易并发休克、腹膜炎、继发感染等,病死率高。

### (三)病因

急性胰腺炎的病因在国内以胆道疾病多见,饮食因素次之;在国外除胆石症外,酗酒则为重要原因。

**1.胆道系统疾病**

国内胆石症、胆道感染、胆道蛔虫是急性胰腺炎发病的主要因素,占50%以上。胆石、感染、蛔虫等因素可致Oddi括约肌水肿、痉挛,使十二指肠壶腹部出口梗阻,胆道内压力高于胰管内压力,胆汁逆流入胰管,引起胰腺炎。

**2.胰管梗阻**

常见病因是胰管结石。胰管狭窄、肿瘤或蛔虫钻入胰管等均可引起胰管阻塞,胰管内压过高,使胰管小分支和胰腺泡破裂,胰液与消化酶渗入间质引起急性胰腺炎。

**3.酗酒和暴饮暴食**

大量饮酒和暴饮暴食均可致胰液分泌增加,并刺激Oddi括约肌痉挛,十二指肠乳头水肿,胰液排出受阻,使胰管内压增加,引起急性胰腺炎。

**4.其他**

腹腔手术、腹部创伤、内分泌和代谢性疾病、感染、急性传染病、药物、十二指肠球后穿透性溃疡、胃部手术后输入襻综合征等均与胰腺炎的发病有关。

### (四)临床表现

**1.症状**

(1)腹痛:腹痛为本病的主要表现和首发症状,表现为胀痛、钻痛、绞痛或刀割样痛,呈持续性,有时阵发性加剧。腹痛常位于上腹中部,亦可偏左或偏右,向腰背部呈带状放射。水肿型患者3~5天后疼痛缓解,出血坏死型患者病情发展迅速,腹痛持续时间长,可为全腹痛。

(2)恶心、呕吐及腹胀:起病后即可出现,有时呕吐较为频繁,呕吐物为胃内容物,重者含有胆汁,甚至血液,呕吐后腹痛不减轻,常伴有明显腹胀,甚至出现麻痹性肠梗阻。

(3)发热:多为中度发热,一般持续3~5天。若发热持续1周以上并伴有白细胞计数升高,应考虑胰腺脓肿或胆道炎症等继发感染的可能。

(4)水、电解质及酸碱平衡紊乱:患者可出现轻重不等的脱水,呕吐频繁者可出现代谢性碱中毒。病情严重者可伴代谢性酸中毒,低钾、低镁、低钙血症。

(5)低血压或休克:常见于重症胰腺炎患者,可发生在病程的各个时期。患者烦躁不安、皮肤苍白、湿冷等,极少数患者可突然出现休克,甚至发生猝死。

2.体征

(1)轻症急性胰腺炎:腹部体征较轻,仅有上腹部压痛,肠鸣音减弱,无腹肌紧张、反跳痛。

(2)重症急性胰腺炎:患者呈急性重病面容,痛苦表情,脉搏增快、呼吸急促、血压下降。患者上腹压痛显著,并发腹膜炎时全腹压痛明显、反跳痛,腹肌紧张,肠麻痹时腹部膨隆,肠鸣音减弱或消失。少数患者在腰部两侧可出现 Grey-Turner 征,脐周出现 Cullen 征。

3.并发症

主要见于重症急性胰腺炎。局部并发症有胰腺脓肿和假性囊肿;全身并发症于病后数天出现,并发不同程度的多器官功能衰竭,如急性肾衰竭、急性呼吸窘迫综合征、心力衰竭、消化道出血、肺炎、败血症、真菌感染、糖尿病、血栓性静脉炎及弥散性血管内凝血等。

**(五)辅助检查**

1.白细胞计数

多有白细胞计数增多及中性粒细胞核左移。

2.血清淀粉酶测定

血清淀粉酶在 6～12 小时开始升高,48 小时开始下降,持续 3～5 天,血清淀粉酶超过正常值 3 倍即可确诊。

3.尿液淀粉酶测定

尿淀粉酶升高较晚,发病后 12～14 小时开始升高,下降缓慢,持续 1～2 周。

4.血清脂肪酶测定

血清脂肪酶常在起病后 24～72 小时开始上升,持续 7～10 天,对病后就诊较晚的急性胰腺炎患者有诊断价值。

5.C-反应蛋白(CRP)

CRP 是组织损伤和炎症的非特异性标志物,在胰腺坏死时 CRP 明显升高。

6.生化检查

暂时性血糖升高常见,持久的空腹血糖＞10 mmol/L 反映胰腺坏死,提示预后不良。可有暂时性低钙血症,若＜1.5 mmol/L 则预后不良。此外,可有血清 AST、LDH 增加,血清蛋白降低。

7.影像学检查

X 线腹部平片可见"哨兵襻"和"结肠切割征",为胰腺炎的间接指征,并可发现肠麻痹或麻痹性肠梗阻征象。腹部 B 超、CT 扫描、MRI 显像检查可见胰腺弥漫增大,轮廓与周围边界不清楚,坏死区呈低回声或低密度图像。MRI 胆胰管造影判断有无胆胰管梗阻。

### (六)治疗原则

急性胰腺炎的治疗原则为减轻腹痛、减少胰腺分泌、防治并发症。大多数急性胰腺炎属轻症胰腺炎,经 3～5 天积极治疗可治愈。重症胰腺炎必须采取综合性治疗措施,积极抢救。

1.抑制或减少胰腺分泌

(1)禁食及胃肠减压:轻型胰腺炎患者需短期禁食,肠麻痹、肠胀气明显或需手术者宜行胃肠减压。

(2)抗胆碱能药及止痛治疗:应用阿托品、山莨菪碱等,可减少胃酸分泌,缓解胃、胆管及胰管痉挛。注意有肠麻痹、严重腹胀时不宜使用。腹痛剧烈者可给予哌替啶肌内注射。

(3)$H_2$ 受体拮抗剂:常用西咪替丁、雷尼替丁、法莫替丁静脉滴注,可减少胃酸分泌,从而减少胰腺分泌,可预防应激性溃疡。

(4)减少胰液分泌:抑制胰液和胰酶分泌是治疗出血坏死型急性胰腺炎的有效方法,尤以生长抑素和其类似物奥曲肽疗效较好。

2.抗休克及纠正水、电解质平衡失调

根据病情积极补充液体和电解质,避免低钾、低钠、低钙。休克者可输入血浆、清蛋白、全血及血浆代用品;血压不升者可用血管活性药,如多巴胺、间羟胺等。代谢性酸中毒时,应用碱性药物纠正。

3.抗感染

通常选用对肠道移位细菌敏感且对胰腺有较好渗透性的抗生素,常用药物有氧氟沙星、环丙沙星、克林霉素、甲硝唑及头孢菌素类抗生素,注意联合用药、足量使用。

4.并发症的处理

对于急性出血坏死型胰腺炎伴腹腔内大量渗液者,或伴急性肾衰竭者,可采用腹膜透析治疗;并发糖尿病者可使用胰岛素。

5.手术治疗

对于急性出血坏死型胰腺炎经内科治疗无效,或怀疑肠穿孔、胰腺脓肿、弥漫性腹膜炎、肠梗阻及肠麻痹坏死、胆道梗阻加重者宜尽早外科手术治疗。

## 二、护理评估

### (一)一般评估

#### 1.一般情况

了解患者的年龄、性别、职业、是否爱好饮酒、有无暴饮暴食的习惯；有无胆道系统疾病、胰腺疾病等病史、有无高脂血症史、有无创伤史、有无高血压、糖尿病等其他疾病史、有无过敏史。

#### 2.患者主诉

有无皮肤苍白、发热、腹痛、腹胀、黄疸、恶心、呕吐、低血压、休克等症状。注意有无放射痛，放射痛的部位。

#### 3.相关记录

体重、体位、饮食、皮肤、用药等记录结果。

### (二)身体评估

#### 1.头颈部

患者有无急性痛苦面容，巩膜黄染等。

#### 2.腹部

下腹部皮肤有无出现大片青紫色瘀斑；脐周皮肤有无出现颜色(呈蓝色)改变；患者有无出现呕吐，注意评估呕吐物的量及性质；患者有无腹痛、压痛、反跳痛、腹肌紧张；有无移动性浊音；有无肠鸣音减弱或消失。

#### 3.其他

有无皮肤苍白、湿冷，皮肤黏膜弹性有无减退。

### (三)心理-社会评估

患者及家属对疾病的认识程度，对治疗方案与疾病预后的了解程度；患者在严重腹痛时的恐惧、焦虑程度和对该疾病心理承受能力；患者的家人、同事、朋友对患者的关心程度；患者的经济承受能力状况以及医疗保障系统支持程度。

### (四)辅助检查结果评估

#### 1.血清淀粉酶

评估患者血清淀粉酶是否在 6～12 小时开始升高，是否超过正常值 3 倍。

#### 2.尿液淀粉酶

评估患者尿淀粉酶是否在 12～14 小时开始升高，并持续 1～2 周。

#### 3.血清脂肪酶

评估患者血清脂肪酶是否在发病后 24～72 小时开始上升，并持续 7～

10 天。

#### 4.CRP

评估患者 CRP 是否明显升高。

#### 5.血糖

评估患者的空腹血糖是否＞10 mmol/L。若＜1.5 mmol/L 则预后不良。

#### 6.影像学检查

X 线检查腹部平片是否可见"哨兵襻""结肠切割征",有无发现肠麻痹或麻痹性肠梗阻征象。腹部 B 超、CT 扫描、MRI 检查是否可见胰腺弥漫增大,轮廓与周围边界不清楚,坏死区呈低回声或低密度图像。MRI 胆胰管造影有无胆胰管梗阻。

### (五)治疗效果的评估

#### 1.禁饮食和胃肠减压

患者恶心、呕吐、腹痛、腹胀、腹肌紧张症状有无消失或明显减轻。

#### 2.镇痛药物

给予患者镇痛药后,注意评估患者用药后有无疼痛减轻、性质有无改变。

#### 3.抗菌药物

给患者使用抗生素后,体温有无恢复正常,患者的感染症状有无控制。病程后期应密切评估有无真菌感染,必要时进行血液与体液标本真菌培养。

#### 4.抗休克治疗

患者经过积极补充液体和电解质后,患者的体温、脉搏、呼吸、血压、神志有无恢复到正常,皮肤黏膜是否红润、干燥,尿量有无增加。重点评估患者的循环血量是否恢复、休克症状的改善状态,是否需要继续补液。

#### 5.手术治疗

经过手术治疗的患者,评估患者术后的情况,生命体征是否平稳,手术切口有无渗出、渗出液的颜色、形状与量。有无使用引流管,带有引流管的患者要保持引流管通畅,观察引流液的颜色、形状与量。

### 三、主要护理诊断

#### (一)疼痛:腹痛

腹痛与胰腺组织及其周围组织炎症、水肿或出血性坏死有关。

#### (二)体温过高

体温过高与急性胰腺炎组织坏死或感染有关。

### (三)生活自理能力缺陷

生活自理能力缺陷与患者禁食、发热或腹痛等导致的体质虚弱有关。

### (四)潜在并发症

(1)休克:与严重呕吐丢失大量体液或消化道出血有关。

(2)消化道出血:与应激性溃疡或胰腺坏死穿透横结肠有关。

## 四、护理措施

### (一)病情监护

严密观察患者体温、脉搏、呼吸、血压及神志变化。观察患者腹痛的部位及性质,有无放射痛、腹胀等,经治疗后疼痛有无减轻、疼痛性质和特点有无改变。若疼痛持续存在,则考虑是否有局部并发症发生。注意观察患者呕吐物的量及性质,行胃肠减压者,观察和记录引流量及性质。观察患者皮肤黏膜的色泽与弹性有无变化,判断失水程度,准确记录 24 小时出入量。监测患者电解质、血尿淀粉酶、血糖的变化,做好血气分析的测定。

### (二)休息与体位

患者应绝对卧床休息,协助患者选择舒适卧位,腹痛时帮助患者采取弯腰、前倾坐位、屈膝侧卧位,缓解疼痛。保持室内环境安静,保证睡眠,促进体力恢复,以改善病情。

### (三)饮食护理

急性期患者要禁食、禁饮,要向患者解释禁食、禁饮的意义,以取得患者的配合。当患者疼痛减轻、发热消退、腹痛和呕吐症状基本消失、血尿淀粉酶降至正常后,可给予少量低脂、低糖流质,以后逐步恢复正常饮食,但忌高脂肪、高蛋白质饮食。

### (四)用药护理

遵照医嘱给予止痛药,注意药物不良反应,禁用吗啡。

### (五)口腔护理与高热护理

禁食期间口渴时可用温开水含漱或湿润口唇;胃肠减压期间,每天可用消毒液状石蜡涂抹鼻腔和口唇,定时用生理盐水清洗口腔,做好口腔护理。高热时给予物理降温,遵医嘱给予退热剂,做好皮肤护理,严格执行无菌操作。

### (六)防止低血容量性休克

(1)准备抢救用品,如静脉切开包、人工呼吸机、气管切开包等。

（2）病情严重时转入重症监护病房（ICU）监护,密切监测血压、神志及尿量变化。

（3）嘱患者取平卧位,注意保暖及氧气吸入。

（4）迅速建立静脉通道,必要时静脉切开,遵医嘱输入液体、全血或血浆,补充血容量。如血压仍不上升,按医嘱给予升压药物,根据血压调整给药速度。必要时测定中心静脉压以决定输液量和速度。

**(七)健康教育**

1.疾病知识指导

向患者解释本病的主要诱发因素、预后及并发症知识。告诫患者积极治疗胆道疾病,避免该病复发。注意防治蛔虫感染。出院初期应注意避免过度劳累及情绪激动。出现腹痛、腹胀、恶心等表现时,要及时就诊。

2.饮食指导

指导患者掌握饮食卫生知识、平时养成规律进食习惯、避免暴饮暴食和饱食。腹痛缓解后,应从少量低脂、低糖饮食开始逐渐恢复正常饮食,应避免刺激性强、产气多、高脂肪、高蛋白食物,戒烟戒酒。强调采用低脂易消化饮食,忌食刺激性食物对预防疾病发生及复发的重要性。

3.及时就诊的指标

告知患者出院后复诊的时间、地点;当出现腹痛、腹胀、恶心、呕吐等症状时要及时就医。

# 第四节 慢性胰腺炎

慢性胰腺炎是一种伴有胰实质进行性毁损的慢性炎症,我国以胆石症为常见原因,国外则以慢性酒精中毒为主要病因。慢性胰腺炎可伴急性发作,称为慢性复发性胰腺炎。由于本病临床表现缺乏特异性,可为腹痛、腹泻、消瘦、黄疸、腹部肿块、糖尿病等,易被误诊为消化性溃疡、慢性胃炎、胆管疾病、肠炎、消化不良、胃肠神经官能症等。本病虽发病率不高,但近年来有逐步增高的趋势。

## 一、病因

慢性胰腺炎的发病因素与急性胰腺炎相似,主要有胆管系统疾病、酒精、腹部外伤、代谢和内分泌障碍、营养不良、高钙血症、高脂血症、血管病变、血色病、先天性遗传性疾病、肝脏疾病及免疫功能异常等。

**二、临床表现**

慢性胰腺炎的症状繁多且无特异性。典型病例可出现五联症,即上腹疼痛、胰腺钙化、胰腺假性囊肿、糖尿病及脂肪泻。但是同时具备上述五联症的患者较少,临床上常以某一或某些症状为主要特征。

**(一)腹痛**

腹痛为最常见症状,见于 60%～100% 的病例,疼痛常剧烈,并持续较长时间。一般呈钻痛或钝痛,绞痛少见。多局限于上腹部,放射至季肋下,半数以上病例放射至背部。疼痛发作的频度和持续时间不一,一般随着病变的进展,疼痛期逐渐延长,间歇期逐渐变短,最后整天腹痛。在无痛期,常有轻度上腹部持续隐痛或不适。

痛时患者取坐位,膝屈曲,压迫腹部可使疼痛部分缓解,躺下或进食则加重(这种体位称为胰体位)。

**(二)体重减轻**

体重减轻是慢性胰腺炎常见的表现,见于 3/4 以上病例。主要由于患者担心进食后疼痛而减少进食所致。少数患者因胰功能不全、消化吸收不良或糖尿病而有严重消瘦,经过补充营养及助消化剂后,体重减轻往往可暂时好转。

**(三)食欲减退**

常有食欲欠佳,特别是厌油类或肉食。有时食后腹胀、恶心和呕吐。

**(四)吸收不良**

吸收不良表现疾病后期,胰脏丧失 90% 以上的分泌能力,可引起脂肪泻。患者有腹泻,大便量多、带油滴、恶臭。由于脂肪吸收不良,临床上也可出现脂溶性维生素缺乏症状。碳水化合物的消化吸收一般不受影响。

**(五)黄疸**

少数病例可出现明显黄疸(血清胆红素高达 342 mmol/L),由胰腺纤维化压迫胆总管所致,但更常见假性囊肿或肿瘤的压迫所致。

**(六)糖尿病症状**

约 2/3 的慢性胰腺炎病例有葡萄糖耐量降低,半数有显性糖尿病,常出现于反复发作腹痛持续几年以后。当糖尿病出现时,一般均有某种程度的吸收不良存在。糖尿病症状一般较轻,易用胰岛素控制。偶可发生低血糖、糖尿病酸中毒、微血管病变和肾病变。

### (七)其他

少数病例腹部可扪及包块,易误诊为胰腺肿瘤。个别患者呈抑郁状态或有幻觉、定向力障碍等。

## 三、并发症

慢性胰腺炎的并发症甚多,一些与胰腺炎有直接关系,另一些则可能是病因(如酒精)作用的后果。

### (一)假性囊肿

见于9%～48%的慢性胰腺炎患者。多数为单个囊肿。囊肿大小不一,表现多样。假性囊肿内胰液泄漏至腹腔,可引起胰性无痛性腹水,呈隐匿起病,腹水量甚大,内含高活性淀粉酶。

巨大假性囊肿,压迫胃肠道,可引起幽门或十二指肠近端狭窄,甚至压迫十二指肠空肠交接处和横结肠,引起不全性或完全性梗阻。假性囊肿破入邻近脏器可引起内瘘。囊肿内胰酶腐蚀囊肿壁内小血管可引起囊肿内出血,如腐蚀邻近大血管,可引起消化道出血或腹腔内出血。

### (二)胆管梗阻

8%～55%的慢性胰腺炎患者发生胆总管的胰内段梗阻,临床上有无黄疸不定。有黄疸者中罕有需手术治疗者。

### (三)其他

酒精性慢性胰腺炎可合并存在酒精性肝硬化。慢性胰腺炎患者好发口腔、咽、肺、胃和结肠癌肿。

## 四、实验室检查

### (一)血清和尿淀粉酶测定

慢性胰腺炎急性发作时血尿淀粉酶浓度和 Cam/Ccr 比值可一过性地增高。随着病变的进展和较多的胰实质毁损,在急性炎症发作时可不合并淀粉酶升高。测定血清胰型淀粉酶同工酶(Pam)可作为反映慢性胰腺炎时胰功能不全的试验。

### (二)葡萄糖耐量试验

可出现糖尿病曲线。有报告慢性胰腺炎患者中 78.7% 试验阳性。

### (三)胰腺外分泌功能试验

在慢性胰腺炎时有 80%～90%病例胰外分泌功能异常。

### (四)吸收功能试验

最简便的是做粪便脂肪和肌纤维检查。

### (五)血清转铁蛋白放射免疫测定

慢性胰腺炎血清转铁蛋白明显增高,特别对酒精性钙化性胰腺炎有特异价值。

## 五、护理

### (一)体位

协助患者卧床休息,选择舒适的卧位。有腹膜炎者宜取半卧位,利于引流和使炎症局限。

### (二)饮食

脂肪对胰腺分泌具有强烈的刺激作用并可使腹痛加剧。因此,一般以适量的优质蛋白、丰富的维生素、低脂无刺激性半流质或软饭为宜,如米粥、藕粉、脱脂奶粉、新鲜蔬菜及水果等。每天脂肪供给量应控制在 20～30 g,避免粗糙、干硬、胀气及刺激性食物或调味品。少食多餐、禁止饮酒。对伴糖尿病患者,应按糖尿病饮食进餐。

### (三)疼痛护理

绝对禁酒、避免进食大量肉类饮食、服用大剂量胰酶制剂等均可使胰液与胰酶的分泌减少,缓解疼痛。护理中应注意观察疼痛的性质、部位、程度及持续时间,有无腹膜刺激征。协助取舒适卧位以减轻疼痛。适当应用非麻醉性镇痛剂,如阿司匹林、吲哚美辛、布洛芬、对乙酰氨基酚等非团体抗炎药。对腹痛严重,确实影响生活质量者,可酌情使用麻醉性镇痛剂,但应避免长期使用,以免导致患者对药物产生依赖性。给药20～30分钟后须评估并记录镇痛药物的效果及不良反应。

### (四)维持营养需要量

蛋白-热量营养不良在慢性胰腺炎患者是非常普遍的。进餐前30分钟为患者镇痛,以防止餐后腹痛加剧,使患者惧怕进食。进餐时胰酶制剂同食物一起服用,可以保证酶和食物适当混合,取得满意效果。同时,根据医嘱及时给予静脉补液,保证热量供给,维持水、电解质、酸碱平衡。严重的慢性胰腺炎患者和中至重度营养不良者,在准备手术阶段应考虑提供肠外或肠内营养支持。护理上需加强肠内、外营养液的输注护理,防止并发症。

**(五)心理护理**

因病程迁延,反复疼痛、腹泻等症状,患者常有消极悲观的情绪反应,对手术及预后的担心常引起焦虑和恐惧。护理上应关心患者,采用同情、安慰、鼓励法与患者沟通,稳定患者情绪,讲解疾病知识,帮助患者树立战胜疾病的信心。

# 第五节 脂肪性肝病

## 一、非酒精性脂肪性肝病

非酒精性脂肪性肝病(nonalcoholic fatty liver disease,NAFLD)是指除外酒精和其他明确的损肝因素所致的肝细胞内脂肪过度沉积为主要特征的临床病理综合征,与胰岛素抵抗和遗传易感性密切相关的获得性代谢应激性肝损伤,包括单纯性脂肪肝(SFL)、非酒精性脂肪性肝炎(NASH)及其相关肝硬化。随着肥胖及其相关代谢综合征全球化的流行趋势,非酒精性脂肪性肝病现已成为欧美等发达国家和我国富裕地区慢性肝病的重要病因,普通成人非酒精性脂肪性肝炎患病率10%～30%,其中10%～20%为NASH,后者10年内肝硬化发生率高达25%。

非酒精性脂肪性肝病除可直接导致失代偿期肝硬化、肝细胞癌和移植肝复发外,还可影响其他慢性肝病的进展,并参与2型糖尿病和动脉粥样硬化的发病。代谢综合征相关恶性肿瘤、动脉硬化性心脑血管疾病以及肝硬化是影响非酒精性脂肪性肝病患者生活质量和预期寿命的重要因素。

**(一)临床表现**

(1)脂肪肝的患者多无自觉症状,部分患者可有乏力、消化不良、肝区隐痛、肝、脾大等非特异性症状及体征。

(2)可有体重超重和/或内脏性肥胖、空腹血糖增高、血脂紊乱、高血压等代谢综合征相关症状。

**(二)并发症**

肝纤维化、肝硬化、肝癌。

（三）治疗

（1）基础治疗：制订合理的能量摄入以及饮食结构、中等量有氧运动、纠正不良生活方式和行为。

（2）避免加重肝脏损害、体重急剧下降、滥用药物及其他可能诱发肝病恶化的因素。

（3）减肥：所有体重超重、内脏性肥胖以及短期内体重增长迅速的非酒精性脂肪性肝病患者，都需通过改变生活方式、控制体重、减小腰围。

（4）胰岛素增敏剂：合并 2 型糖尿病、糖耐量损害、空腹血糖增高以及内脏性肥胖者，可考虑应用二甲双胍和噻唑烷二酮类药物，以期改善胰岛素抵抗和控制血糖。

（5）降血脂药：血脂紊乱经基础治疗、减肥和应用降糖药物 3～6 个月，仍呈混合性高脂血症或高脂血症合并 2 个以上危险因素者，需考虑加用贝特类、他汀类或普罗布考等降血脂药物。

（6）针对肝病的药物：非酒精性脂肪性肝病伴肝功能异常、代谢综合征、经基础治疗 3～6 个月仍无效，以及肝活体组织检查证实为 NASH 和病程呈慢性进展性者，可采用针对肝病的药物辅助治疗，但不宜同时应用多种药物。

（四）健康教育与管理

（1）树立信心，相信通过长期合理用药、控制生活习惯，可以有效地治疗脂肪性肝病。

（2）了解脂肪性肝病的发病因素及危险因素。

（3）掌握脂肪性肝病的治疗要点。

（4）矫正不良饮食习惯，少食高脂饮食，戒烟酒。

（5）建立合理的运动计划，控制体重，监测体重的变化。

（6）定期随访，与医师一起制定合理的健康计划。

（五）预后

绝大多数非酒精性脂肪性肝病预后良好，肝组织学进展缓慢甚至呈静止状态，预后相对良好。部分患者即使已并发脂肪性肝炎和肝纤维化，如能得到及时诊治，肝组织学改变仍可逆转，罕见脂肪囊肿破裂并发脂肪栓塞而死亡。少数脂肪性肝炎患者进展至肝硬化，一旦发生肝硬化则其预后不佳。对于大多数脂肪肝患者，有时通过节制饮食、坚持中等量的有氧运动等非药物治疗措施就可达到控制体重、血糖、降低血脂和促进肝组织学逆转的目的。

## (六)护理

见表 2-1。

表 2-1　非酒精性脂肪性肝病的护理

| 日期 | 项目 | 护理内容 |
| --- | --- | --- |
| 入院当天 | 评估 | 1.一般评估:生命体征、体重、皮肤等 |
| | | 2.专科评估:脂肪厚度、有无胃肠道反应、出血点等 |
| | 治疗 | 根据病情避免诱因,调整饮食,根据情况使用保肝药 |
| | 检查 | 按医嘱行相关检查,如血常规、肝功能、B超、CT、肝穿刺等 |
| | 药物 | 按医嘱正确使用保肝药物,注意用药后的观察 |
| | 活动 | 嘱患者卧床休息为主,避免过度劳累 |
| | 饮食 | 1.低脂、高纤维、高维生素、少盐饮食 |
| | | 2.禁止进食高脂肪、高胆固醇、高热量食物,如动物内脏、油炸食物 |
| | | 3.戒烟酒,嘱多饮水 |
| | 护理 | 1.做好入院介绍,主管护士自我介绍 |
| | | 2.制订相关的护理措施,如饮食护理、药物护理、皮肤护理、心理护理 |
| | | 3.视病情做好各项监测记录 |
| | | 4.密切观察病情,防止并发症的发生 |
| | | 5.做好健康宣教 |
| | | 6.根据病情留陪员,上床挡,确保安全 |
| | 健康宣教 | 向患者讲解疾病相关知识、安全知识、服药知识等,教会患者观察用药效果,指导各种检查的注意事项 |
| 第2天 | 评估 | 神志、生命体征及患者的心理状态,对疾病相关知识的了解等情况 |
| | 治疗 | 按医嘱执行治疗 |
| | 检查 | 继续完善检查 |
| | 药物 | 密切观察各种药物作用和不良反应 |
| | 活动 | 卧床休息,进行适当的有氧运动 |
| | 饮食 | 同前 |
| | 护理 | 1.进一步做好基础护理,如导管护理、饮食护理、药物护理、皮肤护理等 |
| | | 2.视病情做好各项监测记录 |
| | | 3.密切观察病情,防止并发症的发生 |
| | | 4.做好健康宣教 |
| | 健康宣教 | 讲解药物的使用方法及注意事项,各项检查前后注意事项 |

续表

| 日期 | 项目 | 护理内容 |
|---|---|---|
| 第3~9天 | 活动 | 进行有氧运动,如太极、散步、慢跑等 |
| | 健康宣教 | 讲解有氧运动的作用、运动的时间及如何根据自身情况调整运动量,派发健康教育宣传单 |
| | 其他 | 同前 |
| 出院前1天 | 健康宣教 | 出院宣教: |
| | | 1.服药指导 |
| | | 2.疾病相关知识指导 |
| | | 3.调节饮食,控制体重 |
| | | 4.保持良好的生活习惯和心理状态 |
| | | 5.定时专科门诊复诊 |
| 出院随访 | | 出院1周内电话随访第1次,3个月内随访第2次,6个月内随访第3次,以后1年随访1次 |

## 二、酒精性肝病

酒精性肝病是由于长期大量饮酒导致的肝脏疾病。初期通常表现为脂肪肝,进而可发展成酒精性肝炎、肝纤维化和肝硬化。其主要临床特征是恶心、呕吐、黄疸,可有肝大和压痛,并可并发肝功能衰竭和上消化道出血等。严重酗酒时可诱发广泛肝细胞坏死,甚至肝功能衰竭。酒精性肝病是我国常见的肝脏疾病之一,严重危害人民健康。

### (一)临床表现

临床症状为非特异性,可无症状,或有右上腹胀痛、食欲缺乏、乏力、体质减轻、黄疸等;随着病情加重,可有神经精神症状和蜘蛛痣、肝掌等表现。

### (二)并发症

肝性脑病、肝衰竭、上消化道出血。

### (三)治疗

治疗酒精性肝病的原则是戒酒和营养支持,减轻酒精性肝病的严重程度,改善已存在的继发性营养不良和对症治疗酒精性肝硬化及其并发症。

1.戒酒

戒酒是治疗酒精性肝病的最重要的措施,戒酒过程中应注意防治戒断综合征。

**2.营养支持**

酒精性肝病患者需良好的营养支持,应在戒酒的基础上提供高蛋白、低脂饮食,并注意补充 B 族维生素、维生素 C、维生素 K 及叶酸。

**3.药物治疗**

糖皮质激素、保肝药等。

**4.手术治疗**

肝移植。

### (四)健康教育与管理

(1)树立信心,坚持长期合理用药并严格控制生活习惯。

(2)了解酒精性肝病的发病因素及危险因素。

(3)掌握酒精性肝病的治疗要点。

(4)矫正不良饮食习惯,戒烟酒,合理饮食。

(5)遵医嘱服药,学会观察用药效果及注意事项。

(6)定期随访,与医师一起制定合理的健康计划。

### (五)预后

一般预后良好,戒酒后可完全恢复。酒精性肝炎如能及时戒酒和治疗,大多可以恢复,主要死亡原因为肝衰竭。若不戒酒,酒精性脂肪肝可直接或经酒精性肝炎阶段发展为酒精性肝硬化。

### (六)护理

见表 2-2。

表 2-2　酒精性脂肪性肝病的护理

| 日期 | 项目 | 护理内容 |
| --- | --- | --- |
| 入院当天 | 评估 | 1.一般评估:神志、生命体征等 |
| | | 2.专科评估:饮酒的量、有无胃肠道反应、出血点等 |
| | 治疗 | 根据医嘱使用保肝药 |
| | 检查 | 按医嘱行相关检查,如血常规、肝功能、B超、CT、肝穿刺等 |
| | 药物 | 按医嘱正确使用保肝药物,注意用药后的观察 |
| | 活动 | 嘱患者卧床休息为主,避免过度劳累 |
| | 饮食 | 1.低脂、高纤维、高维生素、少盐饮食 |
| | | 2.禁食高脂肪、高胆固醇、高热量食物,如动物内脏、油炸食物 |
| | | 3.戒烟酒,嘱多饮水 |

续表

| 日期 | 项目 | 护理内容 |
|------|------|----------|
| | 护理 | 1.做好入院介绍,主管护士自我介绍 |
| | | 2.制订相关的护理措施,如饮食护理、药物护理、皮肤护理、心理护理 |
| | | 3.视病情做好各项监测记录 |
| | | 4.密切观察病情,防止并发症的发生 |
| | | 5.做好健康宣教 |
| | | 6.根据病情留陪员,上床挡,确保安全 |
| | 健康宣教 | 向患者讲解疾病相关知识、安全知识、服药知识等,教会患者观察用药效果,指导各种检查的注意事项 |
| 第2天 | 评估 | 神志、生命体征及患者的心理状态,对疾病相关知识的了解等情况 |
| | 治疗 | 按医嘱执行治疗 |
| | 检查 | 继续完善检查 |
| | 药物 | 密切观察各种药物作用和不良反应 |
| | 活动 | 卧床休息,可进行散步等活动 |
| | 饮食 | 同前 |
| | 护理 | 1.做好基础护理,如皮肤护理、导管护理等 |
| | | 2.按照医嘱正确给药,并观察药物疗效及不良反应 |
| | | 3.视病情做好各项监测记录 |
| | | 4.密切观察病情,防止并发症的发生 |
| | | 5.做好健康宣教 |
| | 健康宣教 | 讲解药物的使用方法及注意事项、各项检查前后注意事项 |
| 第3～10天 | 活动 | 同前 |
| | 健康宣教 | 讲解有氧运动的作用、运动的时间及如何根据自身情况调整运动量,派发健康教育宣传单 |
| | 其他 | 同前 |
| 出院前1天 | 健康宣教 | 出院宣教: |
| | | 1.服药指导 |
| | | 2.疾病相关知识指导 |
| | | 3.戒酒,调整饮食 |
| | | 4.保持良好的生活习惯和心理状态 |
| | | 5.定时专科门诊复诊 |
| 出院随访 | | 出院1周内电话随访第1次,3个月内随访第2次,6个月内随访第3次,以后1年随访1次。 |

# 第六节 细菌性肝脓肿

## 一、概述

### (一)病因

因化脓性细菌侵入肝脏形成的肝化脓性病灶,称为细菌性肝脓肿。细菌性肝脓肿的主要病因是继发于胆管结石、胆管感染,尤其是肝内胆管结石并引发化脓性胆管炎时,在肝内胆管结石梗阻的近端部位可引起散在多发小脓肿。此外,在肝外任何部位或器官的细菌性感染病灶,均可因脓毒血症的血行播散而发生本病。总之,不论何种病因引起细菌性肝脓肿,绝大多数都为多发性,其中可能有一个较大的脓肿,单个细菌性脓肿很少见。

### (二)病理

化脓性细菌侵入肝脏后,正常肝脏在巨噬细胞作用下不发生脓肿。当机体抵抗力下降时,细菌在组织中发生炎症,形成脓肿。血源性感染通常为多发性,胆源性感染脓肿也为多发性,且与胆管相通。肝脓肿形成发展过程中,大量细菌毒素被吸收而引起败血症、中毒性休克、多器官功能衰竭或形成膈下脓肿、腹膜炎等。

## 二、护理评估

### (一)健康史

了解患者的饮食、活动等一般情况,是否有胆管病史及胆管感染病史,体内部位有无化脓性病变,是否有肝外伤史。

### (二)临床表现

(1)寒战和高热:是最常见的症状。往往寒热交替,反复发作,多呈一天数次的弛张热,体温38~41 ℃,伴有大量出汗,脉率增快。

(2)腹痛:为右上腹肝区持续性胀痛,如位于肝右叶膈顶部的脓肿,则可引起右肩部放射痛。

(3)肝大:肝大而有压痛,如脓肿在肝脏面的下缘,则在右肋缘下可扪到肿大的肝或波动性肿块,有明显触痛及腹肌紧张;如脓肿浅表,则可见右上腹隆起;如脓肿在膈面,则横膈抬高,肝浊音界上升。

(4)乏力、食欲缺乏、恶心和呕吐,少数患者还出现腹泻、腹胀以及难以忍受的呃逆等症状。

(5)黄疸:可有轻度黄疸;若继发于胆管结石胆管炎,可有中度或重度黄疸。

### (三)辅助检查

**1.实验室检查**

血常规检查提示白细胞明显升高,中性粒细胞在 0.90 以上,有核左移现象或中毒颗粒。肝功能、血清转氨酶、碱性磷酸酶升高。

**2.影像学检查**

X 线检查能分辨肝内直径 2 cm 的液性病灶,并明确部位与大小,CT、磁共振检查有助于诊断肝脓肝。

**3.诊断性穿刺**

B 超可以测定脓肿部位、大小及距体表深度,为确定脓肿穿刺点或手术引流提供了方便,可作为首选的检查方法。

### (四)治疗原则

非手术治疗,应在治疗原发病灶的同时,使用大剂量有效抗生素和全身支持疗法。手术治疗,可进行脓肿切开引流术和肝切除术。

## 三、护理问题

### (一)疼痛

疼痛与腹腔内感染、手术切口、引流管摩擦牵拉有关。

### (二)体温过高

这与感染、手术损伤有关。

### (三)焦虑

其与环境改变及不清楚疾病的预后、病情危重有关。

### (四)口腔黏膜改变

这与高热、进食、进水量少有关。

### (五)体液不足

体液不足与高热后大汗、液体摄入不足、引流液过多有关。

### (六)潜在并发症

并发症如腹腔感染。

### 四、护理目标

#### (一)患者疼痛减轻或缓解

其表现为能识别并避免疼痛的诱发因素,能运用减轻疼痛的方法自我调节,不再应用止痛药。

#### (二)患者体温降低

这表现为体温恢复至正常范围或不超过 38.5 ℃,发热引起的身心反应减轻或消失,舒适感增加。

#### (三)患者焦虑减轻

其表现为能说出焦虑的原因及自我表现;能有效运用应对焦虑的方法;焦虑感减轻,生理和心理上舒适感有所增加;能客观地正视存在的健康问题,对生活充满信心。

#### (四)患者口腔黏膜无改变

这主要表现为患者能配合口腔护理;口腔清洁卫生,无不适感;口腔黏膜完好。

#### (五)患者组织灌注良好

组织灌注良好表现为患者循环血容量正常,皮肤黏膜颜色、弹性正常;生命体征平稳,体液平衡,无脱水现象。

#### (六)患者不发生并发症

不发生并发症或并发症能及时被发现和处理。

### 五、护理措施

#### (一)减轻或缓解疼痛

(1)观察、记录疼痛的性质、程度、伴随症状,评估诱发因素。

(2)加强心理护理,给予精神安慰。

(3)咳嗽、深呼吸时用手按压腹部,以保护伤口,减轻疼痛。

(4)妥善固定引流管,防止引流管来回移动所引起的疼痛。

(5)严重时注意生命体征的改变及疼痛的演变。

(6)指导患者使用松弛术、分散注意力等方法,如听音乐、相声或默数,以减轻患者对疼痛的敏感性,减少止痛药物的用量。

(7)在疼痛加重前,遵医嘱给予镇痛药,并观察、记录用药后的效果。

(8)向患者讲解用药知识,如药物的主要作用、用法,用药间隔时间,疼痛时及时应用止痛药。

**(二)降低体温,妥善保暖**

(1)评估体温升高程度及变化规律,观察生命体征、意识状态变化及食欲情况,以便及时处理。

(2)调节病室温度、湿度,保持室温在 18～20 ℃,湿度在 50%～70%,保证室内通风良好。

(3)给予清淡、易消化的高热量、高蛋白、高维生素的流质或半流质饮食,鼓励患者多饮水或饮料。

(4)嘱患者卧床休息,保持舒适体位,保持病室安静,以免增加烦躁情绪。

(5)有寒战者,增加盖被或用热水袋、电热毯保暖,并做好安全护理,防止坠床。

(6)保持衣着及盖被适中,大量出汗后要及时更换内衣、床单,可在皮肤与内衣之间放入毛巾,以便更换。

(7)物理降温。体温超过 38.5 ℃,根据病情选择不同的降温方法,如冰袋外敷、温水或酒精擦浴、冰水灌肠等,降温半小时后测量体温 1 次,若降温时出现颤抖等不良反应,立即停用。

(8)药物降温。经物理降温无效后,可遵医嘱给予药物降温,并注意用药后反应,防止因大汗致使虚脱发生。

(9)高热患者应给予吸氧,氧浓度不超过 40%,流量 2～4 L/min,可保证各重要脏器有足够的氧供应,减轻组织缺氧。

(10)保持口腔、皮肤清洁,口唇干燥应涂抹液状石蜡或护唇油,预防口腔、皮肤感染。

(11)定时测量并记录体温,观察、记录降温效果。

(12)向患者及家属介绍简单物理降温方法及发热时的饮食、饮水要求。

**(三)减轻焦虑**

(1)评估患者焦虑表现,协助患者寻找焦虑原因。

(2)向患者讲解情绪与疾病的关系,以及保持乐观情绪的重要性;总结以往对付挫折的经验,探讨正确的应对方式。

(3)为患者创造安全、舒适的环境:①多与患者交谈,但应避免自己的情绪反应与患者情绪反应相互起反作用。②帮助患者尽快熟悉环境。③用科学、熟练、安全的技术护理患者,取得患者信任。④减少对患者的不良刺激,如限制患者与其他焦虑情绪的患者或家属接触。

(4)帮助患者减轻情绪反应:①鼓励患者诉说自己的感觉,让其发泄愤怒、焦虑情绪。②理解、同情患者,耐心倾听,帮助其树立战胜疾病的信心。③分散患者注意力,如听音乐、与人交谈等。④消除对患者产生干扰的因素,如解决失眠等问题。

(5)帮助患者正确估计目前病情,配合治疗及护理。

### (四)做好口腔护理

(1)评估口腔黏膜完好程度:讲解保持口腔清洁的重要性,使患者接受。

(2)向患者及家属讲解引起口腔黏膜改变的危险因素,介绍消除危险因素的有效措施,让其了解预防口腔感染的目的和方法。

(3)保持口腔清洁、湿润,鼓励进食后漱口,早、晚刷牙,必要时进行口腔护理。

(4)鼓励患者进食、饮水,温度要适宜,避免过烫、过冷饮食以损伤黏膜。

(5)经常观察口腔黏膜情况,倾听患者主诉,及早发现异常情况。

### (五)纠正体液不足

(1)评估出血量、出汗量、引流量、摄入量等与体液有关的指标。

(2)准确记录出入水量,及时了解每小时尿量。若尿量<30 mL/h,表示体液或血容量不足,应及时报告医师给予早期治疗。

(3)鼓励患者进食、进水,提供可口、营养丰富的饮食,增加机体摄入量。

(4)若有恶心、呕吐,应对症处理,防止体液丧失严重而引起代谢失衡。

(5)抽血监测生化值,以及时纠正失衡。

(6)密切观察生命体征变化及末梢循环情况。

(7)告诉患者体液不足的症状及诱因,使之能及时反映情况并配合治疗、护理。

### (六)腹腔感染的防治

(1)严密监测患者体温、外周血白细胞计数、腹部体征,定期做引流液或血液的培养、抗生素敏感试验,以指导用药。

(2)指导患者妥善固定引流管的方法,活动时勿拉扯引流管,保持适当的松度,防止滑脱而使管内脓液流入腹腔。

(3)保持引流管通畅,避免扭曲受压,如有堵塞,可用少量等渗盐水低压冲洗及抽吸。

（4）观察引流液的量、性质，并做好记录。

（5）注意保护引流管周围皮肤，及时更换潮湿的敷料，保持其干燥，必要时涂以氧化锌软膏。

（6）在换药及更换引流袋时，严格执行无菌操作，避免逆行感染。

（7）告诉患者腹部感染时的腹痛变化情况，并应及时报告。

### 六、健康教育

（1）合理休息，注意劳逸结合，保持心情舒畅，增加患者适应性反应，减少心理应激，从而促进疾病康复。

（2）合理用药，有效使用抗生素，并给予全身性支持治疗，改善机体状态。

（3）保持引流有效性，注意观察引流的量、颜色，防止引流管脱落。

（4）当出现高热、腹痛等症状时，应及时有效处理，控制疾病进展。

（5）向患者讲解疾病相关知识，了解疾病病因、症状及注意事项，指导患者做好口腔护理，多饮水，预防并发症发生。

# 第三章

# 内分泌科护理

## 第一节 肥 胖 症

肥胖症指体内脂肪堆积过多和/或分布异常、体重增加,是包括遗传和环境因素在内的多种因素相互作用所引起的慢性代谢性疾病。肥胖症分单纯性肥胖症和继发性肥胖症两大类。临床上无明显内分泌及代谢性病因所致的肥胖症,称单纯性肥胖症。若作为某些疾病的临床表现之一,称为继发性肥胖症,约占肥胖症的1%。据估计,在西方国家成年人中,约有半数人超重和肥胖。我国肥胖症患病率也迅速上升,据《中国居民营养与健康现状(2004年)》中报道,我国成人超重率为22.8%,肥胖率为7.1%。肥胖症已成为重要的世界性健康问题之一。

### 一、病因与发病机制

病因未明,被认为是包括遗传和环境因素在内的多种因素相互作用的结果。总的来说,脂肪的积聚是由于摄入的能量超过消耗的能量。

#### (一)遗传因素

肥胖症有家族聚集倾向,但遗传基础未明,也不能排除共同饮食、活动习惯的影响。

#### (二)中枢神经系统

体重受神经系统和内分泌系统双重调节,最终影响能量摄取和消耗的效应器官而发挥作用。

### (三)内分泌系统

肥胖症患者均存在血中胰岛素升高,高胰岛素血症可引起多食和肥胖。

### (四)环境因素

通过饮食习惯和生活方式的改变,如坐位生活方式、体育运动少、体力活动不足使能量消耗减少、进食多、喜甜食或油腻食物,使摄入能量增多。

### (五)其他因素

(1)与棕色脂肪组织(BAT)功能异常有关:可能由于棕色脂肪组织产热代谢功能低下,使能量消耗减少。

(2)肥胖症与生长因素有关:幼年起病者多为增生型或增生肥大型,肥胖程度较重,且不易控制;成年起病者多为肥大型。

(3)调定点说:肥胖者的调定点较高,具体机制仍未明了。

## 二、临床表现

肥胖症可见于任何年龄,女性较多见。多有进食过多和/或运动不足,肥胖家族史。引起肥胖症的病因不同,其临床表现也不相同。

### (一)体型变化

脂肪堆积是肥胖的基本表现。脂肪组织分布存在性别差异,通常男性型主要分布在腰部以上,以颈项部、躯干部为主,称为苹果型。女性型主要分布在腰部以下,以下腹部、臀部、大腿部为主,称为梨型。

### (二)心血管疾病

肥胖患者血容量、心排血量均较非肥胖者增加而加重心脏负担,引起左心室肥厚、扩大;心肌脂肪沉积导致心肌劳损,易发生心力衰竭。由于静脉回流障碍,患者易发生下肢静脉曲张、栓塞性静脉炎和静脉血栓形成。

### (三)内分泌与代谢紊乱

常有高胰岛素血症、动脉粥样硬化、冠心病等,且糖尿病发生率明显高于非肥胖者。

### (四)消化系统疾病

胆石症、胆囊炎发病率高,慢性消化不良、脂肪肝、轻至中度肝功能异常较常见。

### (五)呼吸系统疾病

由于胸壁肥厚,腹部脂肪堆积,使腹内压增高、横膈升高而降低肺活量,引起呼吸困难。严重者导致缺氧、发绀、高碳酸血症,可发生肺动脉高压和心力衰竭。还可引起睡眠呼吸暂停综合征及睡眠窒息。

**(六)其他**

恶性肿瘤发生率升高,如女性子宫内膜癌、乳腺癌;男性结肠癌、直肠癌、前列腺癌发生率均升高。因长期负重易发生腰背及关节疼痛。皮肤皱褶易发生皮炎、擦烂,并发化脓性或真菌感染。

### 三、医学检查

肥胖症的评估包括测量身体肥胖程度、体脂总量和脂肪分布,其中后者对预测心血管疾病危险性更为准确。常用测量方法如下。

**(一)体质指数(BMI)**

测量身体肥胖程度,BMI=体重(kg)/身长(m)²,是诊断肥胖症最重要的指标。我国成年人 BMI 值≥24 为超重,≥28 为肥胖。

**(二)腰围(WC)**

目前认为测定腰围更为简单可靠,是诊断腹部脂肪积聚最重要的临床指标。WHO 建议男性WC>94 cm、女性 WC>80 cm 为肥胖。中国肥胖问题工作组建议,我国成年男性 WC≥85 cm、女性WC≥80 cm 为腹部脂肪积蓄的诊断界限。

**(三)腰臀比(WHR)**

反映脂肪分布。腰围测量髂前上棘和第 12 肋下缘连线的中点水平,臀围测量环绕臀部的骨盆最突出点的周径。正常成人 WHR 男性<0.90,女性<0.85,超过此值为中央性(又称腹内型或内脏型)肥胖。

**(四)CT 或 MRI**

计算皮下脂肪厚度或内脏脂肪量。

**(五)其他**

身体密度测量法、生物电阻抗测定法、双能 X 线(DEXA)吸收法测定体脂总量等。

### 四、诊断要点

目前国内外尚未统一。根据病史、临床表现和判断指标即可诊断。在确定肥胖后,应鉴别单纯性或继发性肥胖症,并注意肥胖症并非单纯体重增加。

## 五、治疗

治疗要点:减少热量摄取、增加热量消耗。

### (一)行为治疗

教育患者采取健康的生活方式,改变饮食和运动习惯,并自觉地长期坚持。

### (二)营养治疗

控制总进食量,采用低热量、低脂肪饮食。对肥胖患者应制订能为之接受、长期坚持下去的个体化饮食方案,使体重逐渐减轻到适当水平,再继续维持。

### (三)体力活动和体育运动

体力活动和体育运动与医学营养治疗相结合,并长期坚持,尽量创造多活动的机会、减少静坐时间,鼓励多步行。运动方式和运动量应适合患者具体情况,注意循序渐进,有心血管并发症和肺功能不好的患者必须更为慎重。

### (四)药物治疗

长期用药可能产生药物不良反应及耐药性,因而选择药物必须十分慎重,减重药物应根据患者个体情况在医师指导下应用。

### (五)外科治疗

外科治疗仅用于重度肥胖、减重失败、又有能通过体重减轻而改善的严重并发症者。对伴有糖尿病、高血压和心肺功能疾病的患者应给予相应监测和处理。可选择使用吸脂术、切脂术和各种减少食物吸收的手术,如空肠回肠分流术、胃气囊术、小胃手术或垂直结扎胃成形术等。

### (六)继发性肥胖

应针对病因进行治疗。

## 六、护理诊断/问题

### (一)营养失调

高于机体需要量与能量摄入和消耗失衡有关。

### (二)身体意像紊乱

身体意像紊乱与肥胖对身体外形的影响有关。

### (三)有感染的危险

与机体抵抗力下降有关。

## 七、护理措施

### (一)安全与舒适管理

肥胖症患者的体育锻炼应长期坚持,并提倡进行有氧运动,包括散步、慢跑、游泳、跳舞、打太极拳、球类活动等,运动方式根据年龄、性别、体力、病情及有无并发症等情况确定。

(1)评估患者的运动能力和喜好。帮助患者制订每天活动计划并鼓励实施,避免运动过度和过猛。

(2)指导患者固定每天运动的时间。每次运动30~60分钟,包括前后10分钟的热身及整理运动,持续运动20分钟左右。如出现头昏、眩晕、胸闷或胸痛、呼吸困难、恶心、丧失肌肉控制能力等应停止活动。

### (二)饮食护理

(1)评估。评估患者肥胖症的发病原因,仔细询问患者单位时间内体重增加的情况,饮食习惯,了解患者每天进餐量及次数,进食后感觉和消化吸收情况,排便习惯。有无气急、行动困难、腰痛、便秘、怕热、多汗、头晕、心悸等伴随症状及其程度。是否存在影响摄食行为的精神心理因素。

(2)制订饮食计划和目标。与患者共同制订适宜的饮食计划和减轻体重的具体目标,饮食计划应为患者能接受并长期坚持的个体化方案,护士应监督和检查计划执行情况,使体重逐渐减轻(每周降低0.5~1 kg)直到理想水平并保持。①热量的摄入:采用低热量、低脂肪饮食,控制每天总热量的摄入。②采用混合的平衡饮食,合理分配营养比例,进食平衡饮食:饮食中蛋白质占总热量的15%~20%,碳水化合物占50%~55%,脂肪占30%以下。③合理搭配饮食:饮食包含适量优质蛋白质、复合糖类(如谷类)、足量的新鲜蔬菜(400~500 g/d)和水果(100~200 g/d)、适量维生素及微量营养素。④养成良好的饮食习惯:少食多餐、细嚼慢咽、蒸煮替代煎炸、粗细搭配、少脂肪多蔬菜、多饮水、停止夜食及饮酒、控制情绪化饮食。

### (三)疾病监测

定期评估患者营养状况和体重的控制情况,观察生命体征、睡眠、皮肤状况、动态观察实验室有关检查的变化。注意热量摄入过低可引起衰弱、脱发、抑郁、甚至心律失常,应严密观察并及时按医嘱处理。对于焦虑的患者,应观察焦虑感减轻的程度,有无焦虑的行为和语言表现;对于活动无耐力的患者,应观察活动耐力是否逐渐增加,能否耐受日常活动和一般性运动。

**(四)用药护理**

对使用药物辅助减肥者,应指导患者正确服用,并观察和处理药物的不良反应。①服用西布曲明患者可出现头痛、口干、畏食、失眠、便秘、心率加快,血压轻度升高等不良反应,故禁用于冠心病、充血性心力衰竭、心律失常和脑卒中的患者。②奥利司他主要不良反应为胃肠胀气、大便次数增多和脂肪便。由于粪便中含有脂肪多而呈烂便、脂肪泻、恶臭,肛门常有脂滴溢出而容易污染内裤,应指导患者及时更换,并注意肛周皮肤护理。

**(五)心理护理**

鼓励患者表达自己的感受;与患者讨论疾病的治疗及预后,增加战胜疾病的信心;鼓励患者自身修饰;加强自身修养,提高自身的内在气质;及时发现患者情绪问题,及时疏导,严重者建议心理专科治疗。

**八、健康指导**

**(一)预防疾病**

加强患者的健康教育,特别是有肥胖家族史的儿童,妇女产后及绝经期,男性中年以上或病后恢复期尤应注意。说明肥胖对健康的危害,使其了解肥胖症与心血管疾病、高血压、糖尿病、血脂异常等密切相关。告知肥胖患者体重减轻 $5\%\sim10\%$ ,就能明显改善以上与肥胖相关的心血管病危险因素以及并发症。

**(二)管理疾病**

向患者宣讲饮食、运动对减轻体重及健康的重要性,指导患者坚持运动,并养成良好的进食习惯。

**(三)康复指导**

运动要循序渐进并持之以恒,避免运动过度或过猛,避免单独运动;患者运动期间,不要过于严格控制饮食;运动时注意安全,运动时有家属陪伴。

# 第二节  尿  崩  症

尿崩症(DI)是指精氨酸加压素(AVP)[又称抗利尿激素(ADH)]严重缺乏

或部分缺乏(称中枢性尿崩症),以及肾脏对 AVP 不敏感,致肾远曲小管和集合管对水的重吸收减少(称肾性尿崩症),从而引起多尿、烦渴、多饮与低密度尿为特征的一组综合征。正常人每天尿量仅 1.5 L 左右。任何情况使 AVP 分泌不足或不能释放,或肾脏对 AVP 不反应都可使尿液无法浓缩而有多尿,随之有多饮。尿崩症可发生于任何年龄,但以青少年为多见。男性多于女性,男女之比为 2∶1。

### 一、病因分类

#### (一)中枢性尿崩症

任何导致 AVP 合成、分泌与释放受损的情况都可引起本症的发生,中枢性尿崩症的病因有原发性、继发性与遗传性 3 种。

**1.原发性**

病因不明者占 1/3～1/2。此型患者的下丘脑视上核与室旁核内神经元数目减少,Nissil 颗粒耗尽。AVP 合成酶缺陷,神经垂体缩小。

**2.继发性**

中枢性尿崩症可继发于下列原因导致的下丘脑-神经垂体损害,如颅脑外伤或手术后、肿瘤等;感染性疾病,如结核、梅毒、脑炎等;浸润性疾病,如结节病、肉芽肿病;脑血管病变,如血管瘤;自身免疫性疾病,有人发现患者血中存在针对下丘脑 AVP 细胞的自身抗体;Sheehan 综合征等。

**3.遗传性**

一般症状轻,可无明显多饮多尿。临床症状包括尿崩症、糖尿病、视神经萎缩和耳聋,是一种常染色体隐性遗传疾病,常为家族性,患者从小多尿,本症可能因为渗透压感受器缺陷所致。

#### (二)肾性尿崩症

肾脏对 AVP 产生反应的各个环节受到损害导致肾性尿崩症,病因有遗传性与继发性两种。

**1.遗传性**

呈 X 连锁隐性遗传方式,由女性遗传,男性发病,多为家族性。近年已把肾性尿崩症基因即 G 蛋白耦联的 *AVP-V2R* 基因精确定位于 X 染色体长臂端粒 Xq28 带上。

**2.继发性**

肾性尿崩症可继发于多种疾病导致的肾小管损害,如慢性肾盂肾炎、阻塞性尿路疾病、肾小管性酸中毒、肾小管坏死、淀粉样变、骨髓瘤、肾脏移植与氮质血症。代谢紊乱如低钾血症、高钙血症也可导致肾性尿崩症。多种药物可致肾性尿崩症,如庆大霉素、头孢唑林、诺氟沙星、阿米卡星、链霉素、大剂量地塞米松、过期四环素、碳酸锂等。应用碳酸锂的患者中 20%～40% 可致肾性尿崩症,其机制可能是锂盐导致了细胞 cAMP 生成障碍,干扰肾脏对水的重吸收。

## 二、诊断要点

### (一)临床特征

(1)大量低密度尿,尿量超过 3 L/d。

(2)因鞍区肿瘤过大或向外扩展者,常有蝶鞍周围神经组织受压表现,如视力减退、视野缺失。

(3)有渴觉障碍者,可出现脱水、高钠血症、高渗状态、发热、抽搐等,甚至脑血管意外。

### (二)实验室检查

(1)尿渗透压:为 50～200 mOsm/L,明显低于血浆渗透压,血浆渗透压可高于 300 mOsm/L(正常参考值为 280～295 mOsm/L)。

(2)血浆抗利尿激素值:降低(正常基础值为 1～1.5 pg/mL),尤其是禁水和滴注高渗盐水时仍不能升高,提示垂体抗利尿激素储备能力降低。

(3)禁水试验:是最常用的诊断垂体性尿崩症的功能试验。方法:试验前测体重、血压、尿量、尿密度、尿渗透压。以后每 2 小时排尿,测尿量、尿密度、尿渗透压、体重、血压等,至尿量无变化、尿密度及尿渗透压持续两次不再上升为止。抽血测定血浆渗透压,并皮下注射抗利尿激素(水剂)5 U,每小时再收集尿量,测尿密度、尿渗透压 1～2 次。一般需禁水 8～12 小时。如有血压下降、体重减轻 3 kg 以上时,应终止试验。

## 三、鉴别要点

### (一)精神性多饮性多尿

有精神刺激史,主要表现为烦渴、多饮、多尿、低密度尿,与尿崩症极相似,但 AVP 并不缺乏,禁水试验后尿量减少,尿密度增高,尿渗透压上升,注射加压素后尿渗透压和尿密度变化不明显。

### (二)糖尿病多饮多尿

糖尿病为高渗性利尿,尿糖阳性,尿密度高,血糖高。

### （三）高钙血症

甲旁亢危象时血钙增高。尿钙增高,肾小管对抗利尿激素反应下降,产生多饮多尿,亦是高渗利尿,尿密度增高。

### （四）其他

如慢性肾功能不全、肾上腺皮质功能减退。

## 四、规范化治疗

### （一）中枢性尿崩症

**1.病因治疗**

针对各种不同的病因积极治疗有关疾病,以改善继发于此类疾病的尿崩症病情。

**2.药物治疗**

轻度尿崩症患者仅需多饮水,如长期多尿,每天尿量＞4 000 mL 时因可能造成肾脏损害而致肾性尿崩症,需要药物治疗。

（1）抗利尿激素制剂:①1-脱氨-8-右旋精氨酸血管升压素（DDAVP）,为目前治疗尿崩症的首选药物,可由鼻黏膜吸入,每天 2 次,每次 10～20 $\mu$g（儿童患者为每次 5 $\mu$g,每天 1 次）,肌内注射制剂每毫升含4 $\mu$g,每天 1～2 次,每次 1～4 $\mu$g（儿童患者每次 0.2～1 $\mu$g）。②长效加压素针（鞣酸加压素油剂注射液）,每毫升油剂注射液含 5 U,从 0.1 mL 开始肌内注射,必要时可加至 0.2～0.5 mL。疗效持续 5～7 天。长期应用 2 年左右可因产生抗体而减效,过量则可引起水潴留,导致水中毒。故因视病情从小剂量开始,逐渐调整用药剂量与间隔时间。③粉剂垂体后叶粉,每次吸入 20～50 mg,每 4～6 小时 1 次。长期应用可致萎缩性鼻炎,影响吸收或过敏而引起支气管痉挛,疗效亦减弱。④赖氨酸血管升压素粉剂（尿崩灵）,为人工合成粉剂,由鼻黏膜吸入,疗效持续 3～5 小时,每天吸入2～3 次。长期应用亦可发生萎缩性鼻炎。⑤神经垂体后叶素水剂,每次 5～10 $\mu$g,每天 2～3 次,皮下注射。作用时间短,适用于一般尿崩症,注射后有头痛、恶心、呕吐及腹痛不适等症状,故多数患者不能坚持用药。⑥抗利尿激素纸片,每片含 AVP 10 $\mu$g,可于白天或睡前舌下含化,使用方便,有一定的疗效。⑦神经垂体后叶素喷雾剂,赖氨酸血管升压素与精氨酸血管升压素均有此制剂,疗效与粉剂相当,久用亦可致萎缩性鼻炎。

（2）口服治疗尿崩症药物:①氢氯噻嗪,小儿每天 2 mg/kg,成人每次 25 mg,

每天 3 次,或50 mg,每天2 次,服药过程中应限制钠盐摄入,同时应补充钾(每天
60 mg 氯化钾)。②氯磺丙脲,每次 0.125～0.25 g,每天 1～2 次,一般每天剂量
不超过 0.5 g。服药 24 小时后开始起作用,4 天后出现最大作用,单次服药
72 小时后恢复疗前情况。③氯贝丁酯,用量为每次0.5～0.75 g,每天 3 次,24～
48 小时迅速起效,可使尿量下降,尿渗透压上升。④卡马西平,为抗癫痫药物,
其抗尿崩作用机制大致同氯磺丙脲,用量每次0.2 g,每天2～3 次,作用迅速,尿
量可减至 2 000～3 000 mL,不良反应为头痛、恶心、疲乏、眩晕、肝损害与白细胞
降低等。⑤吲达帕胺,为利尿、降压药物,其抗尿崩作用机制可能类似于氢氯噻
嗪。用量为每次2.5～5 mg,每天1～2次。用药期间应监测血钾变化。

**(二)肾性尿崩症**

由药物引起的或代谢紊乱所致的肾性尿崩症,只要停用药物,纠正代谢紊
乱,就可以恢复正常。如果为家族性的,治疗相对困难,可限制钠盐摄入,应用噻
嗪类利尿剂、前列腺素合成酶抑制剂(如吲哚美辛),上述治疗可将尿量减
少80%。

**五、护理措施**

按内科及本系统疾病的一般护理常规。

**(一)病情观察**

(1)准确记录患者尿量、尿比重、饮水量,观察液体出入量是否平衡,以及体
重变化。

(2)观察饮食情况,如食欲缺乏以及便秘、发热、皮肤干燥、倦怠、睡眠不佳等
症状。

(3)观察脱水症状,如头痛、恶心、呕吐、胸闷、虚脱、昏迷。

**(二)对症护理**

(1)对于多尿、多饮者应给予扶助与预防脱水,根据患者的需要供应水。

(2)测尿量、饮水量、体重,从而监测液体出入量,正确记录,并观察尿色、尿
比重等及电解质、血渗透压情况。

(3)患者因夜间多尿而失眠、疲劳以及精神焦虑等,应给予护理照料。

(4)注意患者出现的脱水症状,一旦发现要尽早补液。

(5)保持皮肤、黏膜的清洁。

(6)有便秘倾向者及早预防。

(7)药物治疗及检查时,应注意观察疗效及不良反应,嘱患者准确用药。

**(三)一般护理**

(1)患者夜间多尿,白天容易疲倦,要注意保持安静舒适的环境。

(2)在患者身边经常备足温开水。

(3)定时测血压、体温、脉搏、呼吸及体重,以了解病情变化。

**(四)健康指导**

(1)患者由于多尿、多饮,要嘱患者在身边备足温开水。

(2)注意预防感染,尽量休息,适当活动。

(3)指导患者记录尿量及体重变化。

(4)准确遵医嘱给药,不得自行停药。

(5)门诊定期随访。

# 第三节 高脂血症

高脂血症是指脂质代谢或运转异常而使血浆中一种或几种脂质高于正常的一类疾病。由于血脂在血液中是以脂蛋白的形式进行运转的,因此高脂血症实际上也可认为是高脂蛋白血症。老年人高脂血症的发病率明显高于年轻人。血浆低密度脂蛋白(LDL)、血清总胆固醇(TC)、高密度脂蛋白(HDL)与临床心血管病发生密切相关。

**一、护理评估**

**(一)健康史**

(1)询问患者病史,主要是引起高脂血症的相关疾病,如有无糖尿病、甲状腺功能减退症、肾病综合征、透析、肾移植、胆道阻塞等。

(2)询问患者有无高脂饮食、嗜好油炸食物、酗酒、运动少等不良生活和饮食习惯。

**(二)临床表现**

患者血脂中一项或多项脂质检测指标超过正常值范围。此外,部分患者的临床特征是眼睑黄斑瘤、肌腱黄色瘤及皮下结节状黄色瘤(好发于肘、膝、臀部)。

易伴发动脉粥样硬化、肥胖或糖尿病。少数患者有肝、脾大。此外,患者常有眩晕、心悸、胸闷、健忘、肢体麻木等自觉症状,但多数患者虽血脂高而无任何自觉症状。

**(三)实验室及其他检查**

1.血脂

常规检查血浆 TC 和 TG 的水平。我国血清 TC 的理想范围是低于 5.20 mmol/L,5.23～5.69 mmol/L 为边缘升高,高于 5.72 mmol/L 为升高。TG 的合适范围是低于 1.70 mmol/L,高于 1.70 mmol/L 为升高。

2.脂蛋白

正常值 LDL＜3.12 mmol/L,3.15～3.61 mmol/L 为边缘升高,＞3.64 mmol/L 为升高;正常 HDL ≥1.04 mmol/L,＜0.91 mmol/L 为降低。

**(四)心理-社会状况**

了解老年患者对高脂血症的认识和患病的态度,治疗的需求。

**二、主要护理诊断**

**(一)活动无耐力**

活动无耐力与肥胖导致体力下降有关。

**(二)知识缺乏**

患者缺乏高脂血症的有关知识。

**(三)个人应对无效**

个人应对无效与不良饮食习惯有关。

**三、护理目标**

(1)患者体重接近或恢复正常。
(2)患者血脂指标恢复正常或趋于正常。
(3)患者自觉饮食习惯得到纠正。

**四、主要护理措施**

**(一)建立良好的生活习惯,纠正不良的生活方式**

1.饮食

由于降血脂药物的不良反应及考虑治疗费用,并且大部分人经过饮食控制可以使血脂水平有所下降,故提倡首先采用饮食治疗。饮食控制应长期坚持地进行。膳食宜清淡、低脂肪。烹调食用油用植物油,每天低于 25 g。少吃动物脂肪、内脏、甜食、油炸食品及含热量较高的食品,宜多吃新鲜蔬菜和水果,少饮酒、不吸烟。设计饮食治疗方案时应仔细斟酌膳食,尽可能与患者的生活习惯相吻合。以便使患者可接受而又不影响营养需要的最低程度。主食每天不要超过 300 g 可适当饮绿茶,以利降低血脂。

**2.休息**

生活要有规律,注意劳逸结合,保证充足睡眠。

**3.运动**

鼓励老年人进行适当的体育锻炼,如散步、慢跑、太极拳、门球等,不仅能增加脂肪的消耗、减轻体重,而且可减轻高脂血症。活动量应根据患者的心脑功能、生活习惯和身体状况而定,提倡循序渐进,不宜剧烈运动。运动后个人最大心率的 80%,若经过饮食和调节生活方式达半年以上,血脂仍未降至正常水平,则可考虑使用药物治疗。

**(二)用药护理**

对饮食治疗无效,或有冠心病、动脉粥样硬化等危险因素的患者应考虑药物治疗。治疗前应向患者进行药物治疗目的、药物的作用与不良反应等方面的详细指导,以利长期合作。向患者详述服药的剂量和时间,并定期随诊,监测血脂水平。常用的调节血脂药有以下几种。

**1.羟甲基戊二酰辅酶 A**

主要能抑制胆固醇的生物合成。

**2.贝特类**

此类药不良反应较轻微,主要有恶心、呕吐、腹泻等胃肠道症状。肝肾功能不全者忌用。

**3.胆酸螯合树脂质**

此类药阻止胆酸或胆固醇从肠道吸收,使其随粪便排出。不良反应有胀气、恶心、呕吐、便秘,并干扰叶酸、地高辛、甲状腺素及脂溶性维生素的吸收。

**4.烟酸**

有明显的调脂作用。主要不良反应有面部潮红、瘙痒、胃肠道症状。

**(三)心理护理**

主动关心患者,耐心解答其各种问题,使患者明了本病经过合理的药物和非药物治疗病情可控制,解除患者思想顾虑,使其保持乐观情绪,树立战胜疾病的信心,并长期坚持治疗,以利控制病情。

### 五、健康教育

(1)向患者及其家属讲解老年高脂血症的有关知识,使其明了糖尿病、肾病综合征和甲减等可引起高脂血症,积极治疗原发病。

(2)引导患者及其家属建立健康的生活方式,坚持低脂肪、低胆固醇、低糖、清淡的饮食原则,控制体重;生活规律,坚持运动,劳逸结合;戒烟、戒酒。

(3)嘱咐患者严格遵医嘱服药,定期监测血脂、肾功能等。

# 第四节　腺垂体功能减退症

腺垂体功能减退症,是由多种病因引起一种或多种腺垂体激素减少或缺乏所致的一系列临床综合征。腺垂体功能减退症可原发于垂体病变,或继发于下丘脑病变,表现为甲状腺、肾上腺、性腺等功能减退症和/或蝶鞍区占位性病变。由于病因多,涉及的激素种类和数量多,故临床症状变化大,但补充所缺乏激素治疗后症状可快速缓解。

### 一、病因与发病机制

#### (一)垂体瘤

成人最常见的原因,大都属于良性肿瘤。肿瘤可分为功能性和无功能性。腺瘤增大可压迫正常垂体组织,引起垂体功能减退或功能亢进,并与腺垂体功能减退症同时存在。

#### (二)下丘脑病变

如肿瘤、炎症、浸润性病变(如淋巴瘤、白血病等)、肉芽肿(如结节病)等,可直接破坏下丘脑神经内分泌细胞,使释放激素分泌减少。

#### (三)垂体缺血性坏死

妊娠期垂体呈生理性肥大,血供丰富,若围生期前置胎盘、胎盘早期剥离、胎盘滞留、子宫收缩无力等引起大出血、休克、血栓形成,可使腺垂体大部分缺血坏死和纤维化,致腺垂体功能低下,临床称为希恩综合征。糖尿病血管病变使垂体供血障碍也可导致垂体缺血性坏死。

### (四)蝶鞍区手术、放疗和创伤

垂体瘤切除、术后放疗及乳腺癌做垂体切除治疗等,均可导致垂体损伤。颅底骨折可损毁垂体柄和垂体门静脉血液供应。鼻咽癌放疗也可损坏下丘脑和垂体,引起腺垂体功能减退。

### (五)感染和炎症

细菌、病毒、真菌等感染引起的脑炎、脑膜炎、流行性出血热、梅毒或疟疾等均可损伤下丘脑和垂体。

### (六)糖皮质激素长期治疗

可抑制下丘脑-垂体-肾上腺皮质轴,突然停用糖皮质激素后可出现医源性腺垂体功能减退,表现为肾上腺皮质功能减退。

### (七)先天遗传性

腺垂体激素合成障碍可有基因遗传缺陷,转录因子突变可见于特发性垂体单一或多激素缺乏症患者。

### (八)垂体卒中

垂体瘤内突然出血,瘤体骤然增大,压迫正常垂体组织和邻近视神经束,可出现急症危象。

### (九)其他

自身免疫性垂体炎、空泡蝶鞍、颞动脉炎、海绵窦处颈内动脉瘤均可引起腺垂体功能减退。

## 二、临床表现

垂体组织破坏达95%临床表现为重度,75%临床表现为中度,破坏60%为轻度,破坏50%以下者不出现功能减退症状。促性腺激素、生长激素(GH)和催乳素(PRL)缺乏为最早表现;促甲状腺激素(TSH)缺乏次之;然后可伴有促皮质素(ACTH)缺乏。希恩综合征患者往往因围生期大出血休克而有全垂体功能减退症,即垂体激素均缺乏,但无占位性病变发现。腺垂体功能减退主要表现为相应靶腺(性腺、甲状腺、肾上腺)功能减退。

### (一)靶腺功能减退表现

1.性腺(卵巢、睾丸)功能减退

常最早出现。女性多数有产后大出血、休克、昏迷病史,表现为产后无乳、绝经、乳房萎缩、性欲减退、不育、性交痛、阴道炎等。查体见阴道分泌物减少，外阴、子宫和阴道萎缩，毛发脱落，尤以阴毛、腋毛为甚。成年男子表现为性欲减退、阳痿、无男性气质等，查体见肌力减弱、皮脂分泌减少、睾丸松软缩小、胡须稀少、骨质疏松等。

**2.甲状腺功能减退**

表现与原发性甲状腺功能减退症相似，但通常无甲状腺肿。

**3.肾上腺功能减退**

表现与原发性慢性肾上腺皮质功能减退症相似，所不同的是本病由于缺乏黑素细胞刺激素，故皮肤色素减退，表现为面色苍白、乳晕色素浅淡，而原发性慢性肾上腺功能减退症则表现为皮肤色素加深。

**4.生长激素不足**

成人一般无特殊症状，儿童出现生长障碍，表现为侏儒症。

**(二)垂体内或其附近肿瘤压迫症群**

最常见的为头痛及视神经交叉受损引起的偏盲甚至失明。

**(三)垂体功能减退性危象**

在全垂体功能减退症基础上，各种应激如感染、败血症、腹泻、呕吐、失水、饥饿、寒冷、急性心肌梗死、脑血管意外、手术、外伤、麻醉及使用镇静药、安眠药、降糖药等均可诱发垂体功能减退性危象(简称垂体危象)。临床表现为：①高热型(体温＞40 ℃)；②低温型(体温＜30 ℃)；③低血糖型；④低血压、循环虚脱型；⑤水中毒型；⑥混合型。各种类型可伴有相应的症状，突出表现为消化系统、循环系统和神经精神方面的症状，如高热、循环衰竭、休克、恶心、呕吐、头痛、神志不清、谵妄、抽搐、昏迷等严重垂危状态。

**三、医学检查**

**(一)性腺功能测定**

女性有血雌二醇水平降低，没有排卵及基础体温改变，阴道涂片未见雌激素作用的周期性改变；男性见血睾酮水平降低或正常低值，精液检查精子数量减少，形态改变，活动度差，精液量少。

**(二)甲状腺功能测定**

游离 $T_4$、血清总 $T_4$ 均降低，而游离 $T_3$、总 $T_3$ 可正常或降低。

### (三)肾上腺皮质功能测定

24 小时尿 17-羟皮质类固醇及游离皮质醇输出量减少;血浆皮质醇浓度降低,但节律正常;葡萄糖耐量试验显示血糖曲线低平。

### (四)腺垂体分泌激素测定

如 FSH、LH、TSH、ACTH、GH、PRL 均减少。

### (五)腺垂体内分泌细胞的储备功能测定

可采用 TRH、PRL 和 LRH 兴奋试验。胰岛素低血糖激发试验忌用于老年人、冠心病、惊厥和黏液性水肿的患者。

### (六)其他检查

通过 X 线、CT、MRI 无创检查来了解、辨别病变部位、大小、性质及其对邻近组织的侵犯程度。肝、骨髓和淋巴结等活检,可用于判断原发性疾病的原因。

## 四、诊断要点

本病诊断须根据病史、症状、体征,结合实验室检查和影像学发现进行全面分析,排除其他影响因素和疾病后才能明确。

## 五、治疗

### (一)病因治疗

肿瘤患者可通过手术、放疗或化疗等措施缓解症状,对于鞍区占位性病变,首先必须解除压迫及破坏作用,减轻和缓解颅内高压症状;出血、休克而引起的缺血性垂体坏死,预防是关键,应加强产妇围生期的监护。

### (二)靶腺激素替代治疗

需长期甚至终身维持治疗。①糖皮质激素:为预防肾上腺危象发生,应先补糖皮质激素。常用氢化可的松,20~30 mg/d,服用方法按照生理分泌节律为宜,剂量根据病情变化做相应调整。②甲状腺激素:常用左甲状腺素 50~150 μg/d,或甲状腺干粉片 40~120 mg/d。对于冠心病、老年人、骨密度低的患者,用药从最小剂量开始缓慢递增剂量,防止诱发危象。③性激素:育龄女性病情较轻者可采用人工月经周期治疗,维持第二性征和性功能;男性患者可用丙酸睾酮治疗,以改善性功能与性生活。

### (三)垂体危象抢救

抢救过程见图 3-1。抢救过程中,禁用或慎用麻醉剂、镇静药、催眠药或降糖药等。

## 六、护理诊断/问题

### (一)性功能障碍

性功能障碍与促性腺激素分泌不足有关。

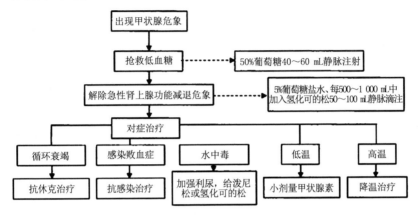

图 3-1　垂体危象抢救

### (二)自我形象紊乱

自我形象紊乱与身体外观改变有关。

### (三)体温过低

体温过低与继发性甲状腺功能减退有关。

### (四)潜在并发症

垂体危象。

## 七、护理措施

### (一)安全与舒适管理

根据自身体力情况安排适当的活动量,保持情绪稳定,注意生活规律,避免感染、饥饿、寒冷、手术、外伤、过劳等诱因。更换体位时注意动作易缓慢,以免发生晕厥。

### (二)疾病监测

1.常规监测

观察有无视力障碍,脑神经压迫症状及颅内压增高征象。

2.并发症监测

严密观察患者生命体征、意识、瞳孔变化,一旦出现低血糖、低血压、高热或体温过低、谵妄、恶心、呕吐、抽搐甚至昏迷等垂体危象的表现,立即通知医师并配合抢救。

### (三)对症护理

对于性功能障碍的患者,应安排恰当的时间与患者沟通,了解患者目前的性功能、性活动与性生活情况。向患者解释疾病及药物对性功能的影响,为患者提供信息咨询服务的途径,如专业医师、心理咨询师、性咨询门诊等。鼓励患者与配偶交流感受,共同参加性健康教育及阅读有关性健康教育的材料。女性患者若存在性交痛,推荐使用润滑剂。

### (四)用药护理

向患者介绍口服药物的名称、剂量、用法、剂量不足和过量的表现;服甲状腺激素应观察心率、心律、体温及体重的变化;嘱患者避免服用镇静剂、麻醉剂等药物。应用激素替代疗法的患者,应使其认识到长期坚持按量服药的重要性和随意停药的危险性。严重水中毒水肿明显者,应用利尿剂应注意观察药物治疗效果,加强皮肤护理,防止擦伤,皮肤干燥者涂以油剂。

### (五)垂体危象护理

急救配合:立即建立静脉通路,维持输液通畅,保证药物、液体输入;保持呼吸道通畅,氧气吸入;做好对症护理,低温者可用热水袋或电热毯保暖,但要注意防止烫伤;高热者应进行降温处理,如酒精擦浴、冰敷或遵医嘱用药。加强基础护理,如口腔护理、皮肤护理,防止感染。

## 八、健康指导

### (一)预防疾病

保持皮肤清洁,注意个人卫生,督促患者勤换衣、勤洗澡。保持口腔清洁,避免到人多拥挤的公共场所。鼓励患者活动,减少皮肤感染和皮肤完整性受损的机会;告知患者要注意休息,保持心情愉快,避免精神刺激和情绪激动。

### (二)管理疾病

指导患者定期复查,发现病情加重或有变化时及时就诊。嘱患者外出时随身携带识别卡,以便发生意外时能及时救治。

### (三)康复指导

遵医嘱定时、定量服用激素,勿随意停药。若需要生育者,可在医师指导下使用性激素替代疗法,以期精子(卵子)生成。

# 第五节 单纯性甲状腺肿

单纯性甲状腺肿是指非炎症和非肿瘤原因引起的不伴有临床甲状腺功能异常的甲状腺肿。甲状腺可呈弥漫性肿大或多结节肿大。本病可呈地方性分布，当人群单纯甲状腺肿的患病率超过 10％时，称为地方性甲状腺肿；也可呈散发性分布，发病率约 5％。女性发病率是男性的3～5 倍。

## 一、护理评估

### (一)病因及发病机制

1.地方性甲状腺肿

引起该病的主要原因是碘缺乏，故又称碘缺乏性甲状腺肿，多见于山区和远离海洋的地区。由于土壤、水源、食物中含碘量很低，不能满足机体对碘的需要，导致甲状腺激素的合成不足，反馈性刺激垂体分泌过多的 TSH，刺激甲状腺增生肥大。

2.散发性甲状腺肿

原因较为复杂，外源性因素包括致甲状腺肿物质、药物和摄碘过多。目前认为患者体内产生的甲状腺生长免疫球蛋白仅能刺激甲状腺细胞生长，但不引起甲状素激素合成增加而出现单纯性甲状腺肿。内源性因素有先天性甲状腺激素合成障碍，从而引起甲状腺肿。

3.生理性甲状腺肿

在青春发育期、妊娠期、哺乳期，机体对甲状腺激素需要量增加，可因相对性缺碘而出现甲状腺肿。

### (二)健康史

评估患者的年龄、性别、病因、症状、治疗用药情况、既往疾病史、家族史，居住环境及周围有无类似疾病者。

### (三)身体状况

患者一般无明显症状，查体可见甲状腺轻度、中度肿大，表面平滑，质软，无压痛。重度肿大的甲状腺可出现压迫症状，如压迫气管可出现咳嗽、呼吸困难；

压迫食管可引起吞咽困难;压迫喉返神经引起声音嘶哑;胸骨后甲状腺肿压迫上腔静脉可出现面部青紫、水肿、颈部与胸部浅静脉扩张。

**(四)实验室及其他检查**

1.血液检查

血清 $T_4$、$T_3$ 正常,TSH 正常或偏高。血清甲状腺球蛋白水平增高,增高的程度与甲状腺肿的体积呈正相关。

2.甲状腺摄[131]I 率及 $T_3$ 抑制试验

甲状腺摄[131]I 率增高但无高峰前移,可被 $T_3$ 所抑制。

3.甲状腺扫描

可见弥漫性甲状腺肿,常呈均匀分布。

**(五)心理-社会评估**

患者可因颈部增粗而出现自卑心理及挫折感;由于缺乏疾病的相关知识,而怀疑肿瘤或癌变产生焦虑,甚至恐惧心理。注意评估患者有无焦虑、抑郁、自卑、恐惧等不良心理反应,能否积极配合治疗。

**二、主要护理诊断及医护合作性问题**

**(一)身体意象紊乱**

与甲状腺肿大致颈部增粗有关。

**(二)潜在并发症**

呼吸困难、声音嘶哑、吞咽困难等。

**三、护理目标**

身体外观逐渐恢复正常;没有并发症的发生或发生后及时得到处理。

**四、护理措施**

**(一)一般护理**

适当休息,劳逸结合。指导患者多进食海带、紫菜等含碘丰富的食物,避免过多食用花生、萝卜等抑制甲状腺激素合成的食物。

**(二)病情观察**

观察患者甲状腺肿大的程度、质地,有无结节及压痛,颈部增粗的进展情况及有无局部压迫的表现。

**(三)用药护理**

**1.补充碘剂**

由于碘缺乏所致者,应补充碘剂,WHO 推荐的成年人每天碘摄入量为 150 $\mu g$。在地方性甲状腺肿流行地区可采用碘化食盐防治。成年人,特别是结节性甲状腺肿患者,应避免大剂量碘治疗,以免诱发碘甲亢。由于摄入致甲状腺肿物质所致者,停用后甲状腺肿一般可自行消失。碘剂补充应适量,以免碘过量引起自身免疫性甲状腺炎和甲状腺功能减退症。

**2.甲状腺肿的护理**

甲状腺肿大明显的患者,可采用左甲状腺素(L-$T_4$)或干甲状腺片口服。指导患者遵医嘱准确服药,不能随意增减量。观察甲状腺素治疗的效果和不良反应。如患者出现心动过速、呼吸急促、怕热多汗、食欲亢进、腹泻等甲状腺功能亢进症表现时,应及时通知医师并进行相应的处理。

**(四)手术护理**

有甲状腺肿压迫症状时,应积极配合医师进行手术治疗。

**(五)心理护理**

患者可因颈部增粗而有自卑心理及挫折感;由于疾病相关知识的缺乏,而怀疑肿瘤或癌变产生焦虑、恐惧的心理。护理中应向患者阐明单纯性甲状腺肿的病因和防治知识,与患者一起讨论引起甲状腺肿大的原因,使患者认识到经补碘等治疗后甲状腺肿可逐渐缩小或消失,消除患者的自卑与挫折感,正确认识疾病;帮助患者进行恰当的修饰打扮,改善其自我形象,树立战胜疾病的信心;积极与患者家属沟通,使家属能够给予患者心理支持。

**(六)健康指导**

**1.饮食指导**

指导患者摄取含碘丰富的食物,并适当使用碘盐,以预防缺碘所致地方性甲状腺肿;避免摄入阻碍甲状腺激素合成的食物,如花生、菠菜、卷心菜、萝卜等。

**2.用药指导**

指导患者按医嘱服药,每天碘摄入量适当,必要时可用尿碘监测碘营养水平。当尿碘中位数(MUI)为 $100\sim200$ $\mu g/L$ 时,是最适当的碘营养状态,当 MUI>300 $\mu g/L$ 为碘过量。对需长期使用甲状腺制剂患者,应告知其要坚持长期服药,以免停药后复发。教会患者观察药物疗效及不良反应。避免摄入阻碍甲状腺激素合成的药物,如碳酸锂、硫氰酸盐、保泰松等。

### 3.防治指导

在地方性甲状腺肿流行地区,开展宣传教育工作,指导患者补充碘盐,这是预防缺碘性地方性甲状腺肿最有效的措施。对青春发育期、妊娠期、哺乳期人群,应适当增加碘的摄入量。

### 五、护理评价

患者身体外观能逐渐恢复正常;没有并发症的发生或发生后及时得到处理。

# 第六节　甲状腺功能减退症

甲状腺功能减退症简称甲减,是由各种原因导致的低甲状腺激素血症或机体对甲状腺激素抵抗而引起的全身性低代谢综合征,其病理特征为黏液性水肿。甲减分类方法有两种:根据病变部位分为甲状腺病变引起的原发性甲减、垂体病变引起的继发性甲减和下丘脑病变引起的三发性甲减;根据病变原因分为药物性甲减、$^{131}$I治疗后甲减、手术后甲减和特发性甲减等。以下重点介绍成人原发性甲减。

### 一、护理评估

### (一)病因及发病机制

成人原发性甲减占成人甲减的90%～95%,病因包括自身免疫损伤引起自身免疫性甲状腺炎;手术、放射碘治疗引起甲状腺破坏;摄碘过量诱发和加重自身免疫性甲状腺炎;锂盐、硫脲类等抗甲状腺药物所致的甲减。

### (二)健康史

评估患者发病的原因、主要症状、检查治疗经过,用药情况,既往疾病史,家族史等。

### (三)身体状况

### 1.一般表现

易疲劳、怕冷、体重增加、记忆力减退、反应迟钝、嗜睡、精神抑郁等。体检可见表情淡漠,面色苍白,皮肤干燥发凉、粗糙脱屑,眼睑、颜面和手皮肤水肿,毛发稀疏,眉毛外1/3脱落。因高胡萝卜素血症,手足皮肤呈姜黄色。

2.肌肉与关节

肌肉软弱乏力,可有暂时性肌强直、痉挛、疼痛等,部分肌肉可出现进行性肌萎缩。

3.心血管系统

表现为心动过缓、心排血量下降,易并发冠心病等。

4.消化系统

患者有厌食、腹胀、便秘等,严重者出现麻痹性肠梗阻或黏液水肿性巨结肠。

5.血液系统

可出现贫血,因甲状腺激素缺乏引起血红蛋白合成障碍或铁、叶酸、维生素$B_{12}$吸收障碍而导致。

6.内分泌系统

女性常月经过多或闭经,部分患者有溢乳。

7.黏液性水肿昏迷

见于病情严重者。其诱因有寒冷、感染、手术、严重躯体疾病、中断甲状腺激素替代治疗和使用麻醉、镇静剂等。临床表现为嗜睡,低体温(体温<35 ℃),呼吸减慢,心动过缓,血压下降,四肢肌肉松弛,反射减弱或消失,甚至昏迷、休克,心肾功能不全而危及患者生命。

(四)实验室及其他检查

1.一般检查

血常规检查有轻、中度贫血;血生化检查常有甘油三酯、胆固醇增高。

2.甲状腺功能检查

血清 TSH 升高、$FT_4$ 降低是诊断本病的必备指标;血清 $TT_4$ 降低,$TT_3$、$FT_3$ 常正常;甲状腺摄$^{131}$I率降低。

3.TRH 兴奋试验

用于病变部位鉴定。静脉注射 TRH 后,血清 TSH 不增高提示垂体性甲减;延迟升高者提示下丘脑性甲减;TSH 在增高的基值上进一步增高,提示原发性甲减。

(五)心理、社会评估

评估患者对疾病的心理反应,有无焦虑、抑郁等;患者参与社交活动的能力,家人对疾病的理解及接受程度等。

## 二、主要护理诊断及医护合作性问题

(1)排便异常,便秘:与代谢率降低及体力活动减少引起的肠蠕动减慢有关。

(2)体温过低:与机体基础代谢率降低有关。

(3)潜在并发症:黏液性水肿昏迷。

## 三、护理目标

患者能够保持大便通畅,不发生便秘;体温恢复正常;皮肤能够保持完整性,无受损;能够进行正常的社交;无并发症的发生。

## 四、护理措施

### (一)一般护理

**1.环境安排**

室温在 22～23 ℃,加强保暖。避免病床靠窗,以免患者受凉。

**2.饮食护理**

给予高蛋白、高维生素、低钠、低脂肪饮食,细嚼慢咽,少量多餐,食物注重色、香、味,以增加患者的食欲。因桥本甲状腺炎所致甲状腺功能减退症者应避免摄取含碘食物和药物,以免诱发严重黏液性水肿。

**3.保持大便通畅**

指导患者每天定时排便,养成规律排便的习惯。为卧床患者创造良好的排便环境。指导患者促进便意的技巧,如适当按摩腹部,或以手指按摩肛门四周括约肌,以促进胃肠蠕动而促进排便。指导患者每天进行适度的运动,如散步、慢跑等。多进粗纤维食物,如蔬菜、水果等。必要时根据医嘱给予轻泻剂。

**4.皮肤护理**

皮肤干燥、粗糙时,可局部涂抹乳液和润肤油以保护皮肤。洗澡时避免使用肥皂。协助患者按摩受压部位,经常翻身或下床活动,避免血液循环不良而导致压疮。

### (二)病情观察

(1)观察神志、体温、脉搏、呼吸、血压的变化,每天记录患者体重。患者若出现体温低于 35 ℃、呼吸浅慢、心动过缓、血压降低、嗜睡等表现,或出现口唇发绀、呼吸深长、喉头水肿等黏液性水肿昏迷的症状,应迅速建立静脉通路,立即通知医师并积极配合抢救。

（2）注意黏液性水肿变化，每天观察皮肤弹性与水肿情况，及服药后改善情况。观察皮肤有无发绀、发红、起水疱或破损等。

（3）观察大便的次数、性质、量的改变，观察有无腹胀、腹痛等麻痹性肠梗阻的表现。

**（三）用药护理**

本病一般不能治愈，需终身替代治疗。替代治疗首选 $L\text{-}T_4$ 口服。遵医嘱从小剂量开始，逐渐增加至维持剂量，注意个体差异，避免剂量过大诱发和加重冠心病、引起骨质疏松。指导患者按时服用药物，观察药物疗效及服用过量的症状。如出现多食消瘦、发热、脉搏＞100 次/分、大汗、情绪激动等情况时，提示用药过量，应及时报告医师。替代治疗最佳的效果为血 TSH 恒定在正常范围内。长期替代者应每 6～12 个月检测一次。对有高血压、心脏病、肾炎患者，应特别注意剂量的调整，不能随意增减剂量。同时服用利尿剂时，需记录液体出入量。

**（四）黏液性水肿昏迷的护理**

积极配合医师做好如下处理：①立即补充甲状腺激素，首选 $L\text{-}T_3$ 静脉注射，至患者症状改善、清醒后改为口服。②保温，给氧，保持呼吸道通畅，必要时行气管插管或气管切开。③氢化可的松持续静脉滴注，待患者清醒及血压稳定后逐渐减量。④遵医嘱根据需要补液，但入液量不宜过多。⑤控制感染，抢救休克、昏迷。

**（五）心理护理**

1.心理评估

评估患者有无焦虑、抑郁等心理反应；患者参与社交活动的能力，家人对疾病的理解及接受程度。

2.建立良好的护患关系

安排安静及安全的环境，尽可能安排单人病房和固定的医护人员照顾患者，以减少环境的压力与刺激；多与患者沟通，关心患者；鼓励患者倾诉自己的想法，说出对自己外观及性格改变的感受，及时给予鼓励，使患者保持乐观的情况和受到重视；鼓励患者家属及亲友多与患者沟通，理解患者的行为，提供心理支持，使患者感到温暖和关怀，从而增强自信心。

3.活动安排

帮助患者制订活动计划，由简单活动开始，逐渐增加活动量或复杂的活动。

鼓励患者做简单的家务事,给予较多的时间学习自我照顾的技巧。鼓励患者多参与社交活动,并多与患有相同疾病且病情已改善的病友交流,以降低社交障碍的危机。

**(六)健康指导**

(1)告知患者发病原因及注意事项,如药物引起者应调整剂量和停药;注意个人卫生,冬季要注意保暖,避免到公共场所,以预防感染和创伤。慎用镇静、安眠、麻醉、止痛等药物。

(2)对需终生替代治疗者,向其解释终生服药的重要性和必要性,不可随意停药或变更剂量。否则可能导致心血管疾病,如心肌缺血、梗死或心力衰竭。告知患者甲状腺激素服用过量的症状,指导其进行自我监测。

(3)给患者讲解甲减发生的原因、表现及黏液性水肿发生的原因,使患者学会自我观察病情。若出现低血压、心动过缓、体温降低(体温<35 ℃)等,应立即就诊。

**五、护理评价**

患者能够大便保持通畅,无便秘的发生;体温恢复正常;能够保持皮肤完整,不发生受损;能够进行正常的社会交往;无黏液性水肿昏迷的发生。

# 第七节　甲状腺功能亢进症

甲状腺功能亢进症(简称甲亢)是一组常见的内分泌疾病,临床主要表现高代谢综合征,神经、心血管系统等功能异常,甲状腺肿大等特征,对患者的全身影响较大。对这些患者,护理人员要根据病情变化给予适当护理,创造各种有利的康复条件;尤其是手术前后的观察与护理是否仔细、合理、周到、及时,直接关系到手术的成败和患者的生命。因此,每一位护理工作者都必须具有高度的责任感,十分重视并切实做好护理工作,促使患者早日康复。

**一、内科治疗的护理**

**(一)心理护理**

甲亢患者往往有神经过敏、焦虑、多疑、易怒等表现,因此,医护人员应关心、体贴与谅解患者,态度和蔼,语言温和,给予精神安慰,耐心解释病情,说明病情与精神因素的关系,避免各种不良刺激,使患者解除思想顾虑,保持情绪稳定,树立战胜疾病的信心,并协助医师指导患者密切配合治疗方案的实施和护理工作正常开展。

### (二)充分休息

病情重、心功能不全或合并严重感染的患者,要严格卧床休息,保持环境安静、清洁、空气流通,室温以 20 ℃左右为最佳,无强光,避免不良环境刺激;有条件时,安排患者住安静的单间或小房间。病情轻的患者可下床活动,以不感到疲劳为度;对精神过度紧张或失眠严重者可口服安眠药。

### (三)饮食护理

由于患者代谢率高,能量消耗较大,易饿且食欲亢进,故应供应足够的热量,丰富的维生素和蛋白质,餐次可以根据患者病情需要适当调整并多给饮料。对血容量不足者,每天补充水分 3 000 mL 以上,以弥补因出汗多而丢失的水分。但应禁饮浓茶或咖啡之类刺激性饮料,以免患者过于兴奋。患者腹泻时应给含纤维素少且容易消化的软食。

### (四)加强生活护理

甲亢患者多汗、易受凉感冒,需要给患者温水洗澡或擦身,勤更换内衣及床单、被套,保持衣服、床铺清洁干燥,使患者舒适。保持皮肤卫生,促进皮肤代谢。

### (五)病情观察

患者入院时应测体重(甲亢患者的主要特征是食欲亢进而渐消瘦),以后每周应测量体重一次,以观察其变化,每天测脉率、体温四次,以提供治疗是否有效及病情有无好转的参考依据。

### (六)抗甲状腺药物治疗的护理

护理人员应按时发药,并协助患者服下,同时告诉患者坚持服药的重要性,使患者主动配合。此类药物的主要不良反应是粒细胞减少(常有咽痛、发热、乏力、关节酸痛等表现)与药疹(表现为瘙痒、荨麻疹和非常少见的血清病),因此在服药期间应注意观察其不良反应。为加强监测,应将上述症状告诉患者,一旦出现,马上与医师联系及时处理,并进行保护性隔离,房间内要定时进行紫外线照射,严格执行隔离制度,避免交叉感染。

此外,还需观察患者服药后有无怕冷、乏力、水肿、嗜睡、体重增加过快等甲状腺功能减退等的表现,如有上述症状及时报告医师,以提供减少药量的依据。

### (七)特殊检查的护理

**1.摄取$^{131}$I率测定**

嘱患者禁服含碘的药物或食物 1 个月以上,如含碘中药、海产品、碘剂、溴剂,甲状腺制剂和硫脲类药物也要停服 1 个月以上;如用含碘造影剂至少要间隔 3 个月以后才能进行此项检查,否则影响测定结果。妊娠、哺乳期不宜做此检查。检查日清晨空腹。

**2.$T_3$抑制试验**

除了摄取碘率的要求外,对老年人或冠心病者,不宜做此试验。在进行此项试验期间,口服甲状腺制剂,要密切观察药物反应,如有心率明显增快或明显高代谢状态等不良反应时,及时报告医师停止试验,以防意外。

**3.TRH兴奋试验**

进行此项试验时,抽取 TRH 试剂,剂量要准确,推注过程中要严密观察恶心、呕吐、心悸、心率增快等不良反应。一旦发生,及时与医师联系进行处理。

### (八)症状护理

**1.甲状腺危象**

发现甲状腺危象时,应速告医师积极配合抢救。

(1)安排患者住单人房间,保持安静,温度、湿度凉爽适宜,夏天可用冰块、电扇或空调使室温下降,保证通风良好,注意房间卫生,使患者有一个舒适的环境,避免各种因素刺激及精神紧张。

(2)嘱患者绝对卧床,做好心理和生活护理,鼓励患者多饮水,进高热量、高蛋白、高维生素饮食。

(3)保证静脉输液通道畅通,抢救药品及时,输入适量液体及维生素,如静脉点滴复方碘溶液,应使用黑纸将输液瓶、输液管全部包上,避免光照,同时注意变态反应,根据病情及时调整滴速,注意不要使液体渗出血管外,以免造成组织损伤,因碘溶液对血管刺激性大,温度过高或滴速过快都会引起静脉炎,故需密切观察预防静脉炎的发生。年纪大有心脏病的患者应注意输液速度不要太快,避免加重心脏负担,必要时给予吸氧以减轻组织缺氧。

(4)治疗、护理时间尽量安排集中,控制探视人员,以保证患者安静休息。

(5)患者如有发热,则按高热护理常规用退热药物、冬眠药物、物理降温等综合方法,尽量保持患者体温在 37 ℃左右。腹泻严重患者应注意肛周护理,便后清洁肛门,预防肛周感染。

(6)对有精神症状或昏迷患者,除按昏迷患者常规护理外,要注意患者的安全,必要时加床档,防止坠床。术后患者引流管保持通畅,要固定可靠,不可因翻身等活动而滑落。

(7)准确记录出入量及护理记录,密切观察神志及生命体征,并及时与医师联系,配合抢救。

2.浸润性突眼

患者由于高度突眼,不能闭合,结膜和角膜经常暴露,夜眠时易受外界刺激,引起充血、水肿,继而感染,故应加强对眼睛的保护。患者白天戴墨镜,以防灰尘刺激,应用抗生素眼膏,防止角膜干燥;睡眠前涂眼药膏,并用清洁纱布覆盖;睡眠时取垫高头部卧位,以减轻眼部肿胀;限制食盐及入水量,必要时可用适量利尿剂。应用糖皮质激素及其他免疫抑制剂的过程中,必须严密观察各种药物的不良反应,加定期检测末梢血常规、血压等变化,经常与医师联系,一旦出现不良反应,以便及时治疗。

3.心悸、心律失常

测脉搏时应注意脉率和节律,发现异常及时告知医师。

**(九)出院指导**

(1)帮助患者了解发生甲亢或使甲亢加重的有关因素,避免精神刺激和过度疲劳,保持身心愉快和健康。

(2)树立战胜疾病的信心,坚持在医师指导下服药,不能随意停药;出院后定期门诊就医,需要遵照医师的嘱咐调整药物剂量,并定时检查血常规,防止白细胞减少等不良反应。

(3)注意进行高蛋白、高热量饮食,保证足够饮料,以防出汗过多丢失水分。不喝浓茶和咖啡等刺激性饮料,尽可能不吃含碘高的海产品食物。

**二、$^{131}$I 治疗的护理**

甲亢 $^{131}$I 治疗的护理包括治疗前护理、治疗中护理、治疗后护理。

**(一)治疗前护理**

(1)治疗前 4 周应告知患者禁用影响甲状腺摄取 $^{131}$I 功能的物质,以便较多的 $^{131}$I 进入甲状腺组织,发挥其放射作用。这些食物、药物如下。①含碘食物:海带、紫菜、海鱼、海蟹、海米等。②含碘药物:卢戈液、碘化钾、非油剂 X 线造影剂、外用碘酒、油剂 X 线造影剂等。③含溴等药物:水合氯醛、健脑合剂、三溴片、溴丙胺太林、过氯酸钾等。④含碘中药:海藻、昆布等。

(2)严重甲亢和甲亢性心脏病患者,应在服$^{131}$I前先用抗甲状腺药物控制症状,然后停药 3~5 天,再给$^{131}$I治疗。

(3)服药前应向患者解释$^{131}$I治疗甲亢的原理及有关注意事项,以消除患者对放射性治疗的恐惧心理,积极配合治疗。$^{131}$I治疗后释放的 β 射线射程仅数毫米(0.5~2 mm),半衰期短(半衰期为 8.04 天,在甲状腺内有效半衰期平均为3.5~4.5 天);同时甲状腺具有高度选择性摄取$^{131}$I的能力,对周围组织一般无影响(一般年龄大敏感性较差,年龄小敏感性较高),因此治疗是十分安全的。必须要求患者密切配合,按时按量服用。

(4)甲状腺癌患者治疗时应住在有放射防护的病室。

(5)治疗前应作有关的检查,如甲状腺摄$^{131}$I率、有效半衰期、甲状腺扫描、血常规、尿常规、胸透、心电图及基础代谢率测定等。

(6)口服药物前应事先了解患者有无药物过敏史,如有过敏史,应做好处理变态反应的准备。

### (二)治疗中的护理

$^{131}$I治疗中的药物反应、不良反应的观察与处理是护理工作的重点。

**1.全身反应**

$^{131}$I治疗后,患者常见的是消化系统反应,在服药后当天或数天后出现,如厌食、恶心、呕吐等。此外,尚有周身乏力、头晕、皮肤瘙痒、皮疹等,少数患者诉有甲状腺部位疼痛。以上反应常与个体敏感性有关,经对症处理及休息后均能消失。

**2.局部反应**

主要是由于应用$^{131}$I后引起甲状腺水肿及放射性甲状腺炎所致。患者有甲状腺部位发痒、有压迫感、喉痛、颈部不适等,常持续数天或数周。症状明显者可给予对症处理,一般均会自愈,不需特殊处理。

**3.白细胞减少**

多数病例服$^{131}$I后白细胞变化不大,个别病例使用较大剂量后,可产生暂时性白细胞减少,但大多数均能恢复正常。

**4.甲亢症状加剧**

多发生于$^{131}$I治疗后的最初两周内。甲亢症状较治疗前明显,如心悸、出汗、头昏、手抖、腹泻及消瘦等。凡甲亢症状严重的患者,最好先以抗甲状腺药物进行预备治疗,控制症状后,再行$^{131}$I治疗,这样可减少$^{131}$I治疗后出现甲亢症状加重的现象。如果病情严重,事先未以抗甲状腺药物进行预备治疗,少数患者用$^{131}$I治疗后甚至可出现甲状腺危象,但多有诱因,如感染等,严重者可危及生命,故应提高警惕。为了防止甲状腺危象的发生,甲亢症状明显者,宜采用分次给药法。分次给药时,如第一个剂量服用后发生不良反应,则应暂停给第二个剂量,并需立即进行适当处理,观察一个阶段,待不良反应改善后,再给第二个剂量。

患者发生甲状腺危象后表现为:精神烦躁不安、心跳加快、心房纤颤、脉压增大、出汗、高热、水肿等。一旦发生甲状腺危象应立即通知医师并马上抢救,可注射或服用大量碘剂,服用足量的抗甲状腺药物,同时采用降温、人工冬眠、镇静、抗生素、激素、输液等。如伴有心率过快或心房纤颤应给予洋地黄、普萘洛尔等药物以控制心动过速和心律不齐。

**(三)治疗后的护理**

(1)服$^{131}$I后两小时方可进食,以免影响$^{131}$I的吸收。

(2)治疗后需禁用含碘食物及药物,以免影响$^{131}$I的吸收而影响治疗效果。

(3)患者服$^{131}$I后,应根据其病情休息一段时间,避免剧烈活动。

(4)治疗甲亢时,应收集服$^{131}$I后开始1~2天的小便,并用水稀释至允许剂量($^{131}$I在露天水源中的限制浓度为22.2 MBq/L)后,再排入下水道内或在专门的厕所内处理。

治疗甲状腺癌时,因用量较大,在服治疗量的$^{131}$I后,患者应予隔离,在规定范围内活动。服药后一周内的小便应按上述方法处理。

(5)注意甲减的发生:$^{131}$I治疗后少数患者(约12%)可发生甲减的并发症;多在2~6个月内发生,有的可在数年后发生。多数患者甲减症状较轻,一般经6~9个月即可自行缓解(这是由于暂时受射线抑制的甲状腺细胞有所恢复或残留的甲状腺组织代偿增生所致);但少数(2%~5%)可发生永久性甲减。

甲减发生的主要原因,一是由于$^{131}$I的用药剂量过大,破坏甲状腺组织过多,造成甲状腺功能不足;另一原因是个体敏感性,一般认为病程短、未经抗甲状腺药物治疗、甲状腺不大、手术后复发的甲亢患者对$^{131}$I较敏感,治疗剂量应偏低。

发生甲减后,应根据病情程度,采用甲状腺片做替代治疗,用量可为每次30~60 mg,每天2~3次;亦可采用$L$-$T_3$,每次20 mg,每天2~4次;此外,可根据中医辨证论治给予金匮肾气丸、右归丸等。中药治疗能帮助减轻患者症状。

(6)对生育及遗传的影响:国内外的几十年临床实践证明,甲亢患者,经$^{131}$I治疗后生育力不受影响,生育的子女都是健康的,先天性畸形、早产儿、死胎的发生率未见增加。

(7)如误服过量的$^{131}$I后,应立即进行处理。尽量减少$^{131}$I对人体的辐射剂量,避免远期效应的发生。

紧急处理要求:①立即阻断$^{131}$I进入甲状腺。②加速血液内的$^{131}$I自肾排出。③使已进入甲状腺的有机$^{131}$I化合物分泌至血液后,分解下的$^{131}$I不再被甲状腺重吸收。

处理方法:①口服过氯酸钾200~300 mg,每天3次;口服碘化钾40 mg,每天一次,以阻断$^{131}$I进入甲状腺。②口服氢氯噻嗪,开始2天每天2次,每次50 mg;亦可用其他利尿措施以加速$^{131}$I自尿液排出。③口服氯化钾每天3~4次,每次1 g,以补充钾盐。④口服甲巯咪唑,每天3次,每次20 mg,以阻断$^{131}$I在甲状腺内有机化。如服$^{131}$I量较大,应收集尿液进行放射性测定,以观察排出量占误服量的百分数。

总之,误服$^{131}$I后应争分夺秒,及时处理。处理时间越早,尿内放射性排出量就越多。若时间延误,由于$^{131}$I被甲状腺摄取后,结合成有机$^{131}$I,其排出率会随之减少。误服后应在数小时内抓紧处理,如发现较迟或因故不能及时处理时(此时体内$^{131}$I已大部分为甲状腺摄取),应设法促使甲状腺内有机化的$^{131}$I排出,方能降低辐射剂量。

### 三、手术前后的护理

#### (一)术前护理

1.一般准备

术前除做全面体检及必要化验(如血、尿、粪三大常规,出凝血时间,血型)及常规胸部透视外,常需做钡餐检查以显示气管移位和受压情况,喉镜检查以确定声带功能,心电图检查以了解有无心功能异常。必要时,还应对肺、肾、肝等功能进行检查。

2.测定基础代谢率(BMR)

BMR系指机体在清醒安静状态,无精神紧张、进食、活动及外界温度影响下的能量消耗率。甲亢患者手术前必须做BMR的测定,以便了解患者甲状腺的功能状态。可根据脉压和脉率计算,或用基础代谢测定器测定。后者较可靠,前者简便易行。常用公式：

$$BMR(\%)=脉率+脉压-111$$

$$BMR(\%)=0.75 \times (脉率+脉压\times 0.74)-72$$

应用上面常用公式计算 BMR 在半数以上的患者有误差，误差率可达 10%；也不适用于心律失常。

BMR 正常值为 ±10%。轻度甲亢为 +20%～+30%；中度为 +30%～+60%；重度则在 +60% 以上。BMR 增高程度与病情严重程度相平行。测定 BMR，能使外科医师及时了解患者的甲状腺功能情况，以便确定手术时间。一般要求 BMR 在 +20% 以下方能手术。

测定 BMR 时要求患者每天早晨醒后静卧，由当班护士测定患者的血压、脉搏，力求精确，最好连续测定 3 次，取其平均值。然后按以上公式计算，如此连续测定 3 天。如用仪器测定时，检查的前 1 天晚上嘱患者安静休息，必要时服安眠药。检查日早晨，用推车将患者送至基础代谢测定室。在此过程中应尽量让患者少活动。

3.药物准备

甲亢患者伴高代谢情况下进行手术，危险性很大，有可能在术中会发生难以控制的出血和重要组织的损伤，甚至发生甲状腺危象，造成术后死亡，故周密的术前准备，完全控制甲亢症状是保证手术顺利进行和预防并发症的关键。术前准备的方法有多种，基本药物是碘剂，可根据患者具体情况联合其他药物。

（1）抗甲状腺药物加碘剂法：是目前应用最普遍的方法，特点是效果确切，安全性高；缺点是用药时间长。适用于抗甲状腺药物治疗有效并能耐受较长时间用药的甲亢患者。甲亢患者一般先在门诊或内科服用抗甲状腺药物 4～8 周，症状基本控制后，再入外科治疗，此时应继续服用抗甲状腺药物，同时加用碘剂。碘化物对增生状态中的甲状腺作用是：①在最初 24～48 小时内阻滞碘的有机化环节。②阻滞甲状腺球蛋内分解，抑制甲状腺激素释放。③使滤泡细胞退化，甲状腺的血流量减少，脆性降低，腺体因而变小变硬，易于手术。服碘期间应严密观察患者有无变态反应；为减少碘剂对口腔黏膜和胃黏膜的刺激，可用开水稀释并于饭后服下或滴于吸水固体食物上如饼干等服用。硫氧嘧啶类药物可阻止甲状腺激素的合成，但在服用过程中，能使甲状腺肿大、充血，并有白细胞降低或出现药疹等不良反应，应注意观察。

卢戈液的服用方法：卢戈液的配方为碘酊 5 g，碘化钾 10 g，加蒸馏水 100 mL。每滴溶液含无机碘 6 mg，明显高于人体每天所需碘量（0.1～1.2 mg）。

通常剂量是以每天 3 次口服,每次 3 滴开始,逐日每次增加 1 滴,直到每次 16 滴为止,然后维持此剂量至手术。而另一种主张每次 5~10 滴,每天 3 次。一般经过 1~2 周联合用药后,患者情绪安定,睡眠好转,体重增加,BMR 下降至 +20%以下,脉率稳定在90 次/分以下;而甲状腺体积缩小,变硬,血管震颤减小。此时为"适当的手术时间",即应施行手术。因为碘剂的抑制作用只是暂时的,如错过这一时机,服用过久或突然停服,可招致大量甲状腺激素进入血循环,使甲亢症状重新出现,甚或加重。因此,在对甲亢患者做术前准备过程中,必须细心观察病情,指导患者正确、准确服用碘剂,严格准确掌握上述"适当的手术时间"。

需要说明,"适当的手术时间"一般是以 BMR 接近正常与否来决定,但亦不宜完全以此为标准,应同时参考全身情况,尤其是循环系统情况的改善。脉率的降低、脉压的恢复正常等,常是"适当的手术时间"的重要标志。

据观察,采用每次 5~10 滴,每天 3 次的服碘方法,1 周即有明显缩小甲状腺的效果,因此认为合适的服碘时间为 7~10 天。经多年实践,术前准备的时间明显缩短,但效果与传统用碘方法无区别。进一步验证了逐日增加服碘量的传统方法,人为地增加了麻烦和工作量,不宜再提倡使用。关于术后用碘问题,经过多年的临床实践发现,只要术前甲状腺功能经血清学检查已达正常,术后在 1、3、5 天做血清学监测,血清 $FT_3$、$FT_4$ 均属正常,服碘病例如此,不服碘病例也如此,认为对于原发性甲亢,只要术前做好充分准备,术后不服碘同样安全。

(2)普萘洛尔加碘剂:普萘洛尔是一种 β-肾上腺受体阻滞剂。由于普萘洛尔能较快地控制甲亢患者心率和其他交感神经兴奋症状,一般用药 48 小时内心率即可明显下降,心悸、出汗、手指震颤等症状亦逐渐好转,所以可以用于快速术前准备的患者以及抗甲状腺药物治疗无效或不能耐受的患者。但是,应用普萘洛尔后,患者血清中甲状腺激素的水平无明显变化,据文献报道其发生甲状腺危象的概率高于常规准备者。因此,目前多数学者不主张单独使用普萘洛尔作原发甲亢的术前准备,仅对某些症状较轻的结节性甲状腺肿合并甲亢或高功能腺瘤的患者单独应用普萘洛尔作术前准备。

对于常规应用抗甲状腺药物不能耐受或作用不显著的病例,或需要在短时间内手术的病例,可采取碘剂联合应用普萘洛尔的准备方法。普萘洛尔的剂量随临床症状及心率而定。一般用 10~20 毫克/次,若有必要可增加至 20~40 毫克/次,每 6 小时口服一次。以后根据每天上午服药前脉率变化而改变普萘洛尔剂量。脉率超过 90 次/分,可逐渐增加剂量。多数患者术前应用普萘洛尔剂量达 240~480 mg/d 时,情绪安定,睡眠好转,体重增加,BMR 下降至 +20%以下,脉率稳定在 90 次/分以下,表明准备就绪,即可手术。近 5 年来,河南医大一附院外科临床仅在术前 1 天应用,将心率控制在以 80 次/分左右,次日清晨将患者送手术室前再服一次普萘洛尔,这样术中较安全。术后若心率在 90 次/分以上者可再按术前剂量服用,至心率稳定在 90 次/分以下,方可停用普萘洛尔。

应用本法前必须注意:①有支气管哮喘、心肌病或有较严重的心传导阻滞者忌用。②用于甲亢时,所需的剂量较用于其他疾病时大。③不能口服者可给予静脉注射。④手术后数天内,应继续服药,直至代谢恢复正常。⑤麻醉前忌用阿托品。

(3)地塞米松加碘剂及普萘洛尔法:其优点是大大缩短术前准备时间。具体方法:患者一入院即给以碘剂,一般卢戈液每次 5～10 滴,每天 3 次,连续口服 7 天后加地塞米松每天 20 mg 加入 5%～10% 葡萄糖注射液 500 mL 内静脉滴注,连用 3 天,术前 1 天心率仍＞90 次/分者加用普萘洛尔 10～20 mg,6 小时一次,取得了较为满意的效果。

4.术前体位训练

术前 3 天让患者双肩垫高 20～30 cm,仰头平卧 2 小时,每天 1～2 次,利于耐受手术时的特殊体位。

**(二)术前一天准备**

1.患者身体的卫生准备

术前一天患者需洗澡、理发、更换衣服。然后准备皮肤,其范围:上至下唇,下至乳头平面,两侧至斜方肌前缘。备皮时注意不要把皮肤刮破,并仔细检查该部皮肤有无毛囊炎及小疖肿。皮肤用肥皂和温水擦洗干净。

2.药物过敏试验

术前一天做普鲁卡因、青霉素或其他抗生素过敏试验,并将皮试结果记录入病历,阳性者应立即通知医师。

3.备血

甲状腺手术中可能出血较多,特别是甲亢或较大甲状腺肿,故术前必须鉴定血型,进行交叉配血试验,做好输血准备。

4.饮食准备

术前 6 小时禁食禁饮,避免麻醉时呕吐误吸。

5.充足的睡眠

手术前一夜,要保证患者充足的睡眠,一般睡前给安眠药或镇静剂。

### (三)术后护理

**1.术后病房的准备**

(1)患者进入手术室后要准备好病房床位,将病床铺成麻醉床,更换床单、被套、枕套。

(2)在床旁常规准备气管切开包、清创包、气管套管、吸痰器、氧气、沙袋等物品。

(3)给全麻患者准备"全麻盘"。

(4)甲亢患者最好置于单间或 ICU,使患者安静休息,同时便于观察护理。

(5)准备好各种有关急救药品。

**2.一般护理**

(1)体位:当甲状腺手术后,全麻患者未清醒前取平卧位,头偏向一侧,防止呕吐物误吸。苏醒后改为半卧位。于头颈部两侧各放一小沙袋固定,限制头颈部活动,避免伤口出血,并有利于伤口的引流,减轻伤口疼痛。一般甲状腺手术后沙袋固定 12~24 小时。甲亢手术后用沙袋固定时间可较一般甲状腺手术适当延长。沙袋大小为长 15 cm,宽 10 cm。经过高压消毒后应用,沙袋外面可包以塑料薄膜,以保持清洁。

(2)定时测体温,每 30 分钟测脉率、呼吸、血压一次,直至平稳。

(3)继续服用卢戈液,每天 3 次,每次 15 滴开始,逐日每次减少一滴,至每次 3 滴时止。

(4)密切注意切口渗血、引流管引流、发音和吞咽情况,以及是否出现手足抽搐等。引流管一般于术后 24~48 小时拔除。

(5)注意饮食:一般术后 1~2 天内遵照医嘱给予流质饮食,以后根据情况调整饮食。患者有喉上神经内支损伤的呛咳时,为避免误吸,不宜给予流质饮食,应改为成形软食或半流质饮食。若发现甲状旁腺有损伤表现时,饮食中要适当限制肉类和蛋。

(6)保持口腔卫生:患者术后常因伤口疼痛不愿吞咽,口腔内分泌物较多,故术后 1~2 天应给含漱液间断含漱,并加强口腔护理。

(7)防止切口污染:为防止术后呕吐物污染切口,可在颈部下方垫一中单、毛巾或布垫。一旦敷料被污染,要及时更换。

(8)甲状腺术后头痛:术后患者常出现枕部头痛,这可能与手术时头部过度后仰有关,一般几天后可自行消失。若出现上述症状,应向患者耐心解释,消除顾虑,必要时对症处理。

3.术后并发症及护理

甲亢术后可能发生许多严重并发症,必须严密观察,以便及早发现并作紧急处理。

(1)术后出血:术后伤口出血多发生在 24～48 小时内,尤其多发生在 12 小时之内,故在此时间内更应经常巡视,加强观察。若发现伤口引流量较多或敷料渗血较多时,应及时通知医师并更换敷料。除观察伤口有无出血外,还应注意颈部两侧及背后,因为有的患者伤口出血时,虽然敷料上染血不多,但血液沿颈部两侧流向背后,此点不可忽视。对甲亢术后,伤口引流管的护理特别重要。要经常检查颈部负压引流管,防止扭曲、折叠和脱落,并 30～60 分钟挤压一次,保持其通畅;对其引流液的性状、数量要有准确记录。引流管一般放置 24～48 小时,以观察切口内出血情况和及时引流伤口内的渗血渗液。

正常情况下,一般甲状腺大部切除术后引流的血液来自毛细血管渗血,术后 2 小时的流血量不应超过 30 mL,以后每经过 2 小时引流血量依次减半。术后 12～24 小时渗液颜色逐渐变淡;仅有少量血清渗出时,即可拔除引流管。

在术后 24～48 小时内,如患者颈部迅速增粗,呼吸不畅,同时可有皮下淤血,引流管的引流液异常,严重时发生窒息者,多为伤口出血并压迫气管所致。遇此情况应马上通知医师,立即拆除缝线,敞开伤口,清除血肿,结扎出血的血管。必要时需行气管切开术。

(2)呼吸困难及窒息:是甲亢术后最危急的并发症。多发生在术后 48 小时内。其原因为:①切口内出血压迫气管,多为手术时止血不彻底或血管结扎线滑脱所致。②喉头水肿,由于手术创伤或气管插管引起。③气管塌陷,因气管软骨环长期受甲状腺压迫而软化,术后失去周围组织支撑所致。④黏痰堵塞,患者术后不敢咳嗽,黏稠痰液堵塞于气管中。⑤双侧喉返神经损伤,使声带麻痹。⑥伤口敷料包扎过紧、软组织异常肿胀等造成气管受压。上述这些原因可造成呼吸困难,甚至发生窒息,其中以前 3 种原因常见。因此在护理过程中必须注意以下几点。

应注意发音情况,有无声嘶、失语等。

注意呼吸频率和深浅,呼吸声音有无改变,口唇是否发绀等。

患者自述有胸闷、气憋感时,要检查敷料包扎是否过紧,有无出血及颈部皮下淤血和软组织肿胀和引流管的引流情况。

为防止发生窒息,须注意下述情况的处理:①术后痰多而又不易咳出者,要针对原因,做好保持呼吸道通畅的护理,警惕痰液堵塞呼吸道。首先鼓励患者将痰咳出;对痰黏稠者应给予超声雾化吸入,使痰液稀释易咳出;对痰液咳出困难者,应立即吸痰或协助患者将痰咳出,必要时做气管插管或气管切开。②全麻术后患者发生喉头水肿的机会较多,术后可给予蒸气吸入。一旦发生,应遵医嘱给地塞米松吸入或用肾上腺素、麻黄素行喉头喷雾。③当发现颈部软组织肿胀时,及时报告医师。④有气管软化者为防止气管塌陷窒息,术后要特别注意观察呼吸情况。一般在术后 4～5 小时,若出现吸气性呼吸困难时,应即刻报告医师。必要时立即行气管切开术,再根据情况做进一步处理。⑤术后出血处理(详见上面"术后出血"所述)。

(3)喉上、喉返神经损伤:喉上神经外侧支受损伤,可使声带松弛,音调降低,但不引起误咽;喉上神经内侧支损伤,进食时(尤其是饮水时),由于喉部黏膜感觉失灵,食物容易进入气管而呛咳,要注意防止误吸,应遵照医嘱给予成形软食或半流质饮食。

喉返神经被损伤(切断、钳夹或缝扎等)时多出现声嘶、失音,一般手术中多能立即发觉;如在术后 2～3 天出现者,多因血肿压迫或瘢痕粘连、牵拉等引起。一侧喉返神经损伤时,手术后有不同程度的声音嘶哑;双侧喉返神经损伤时,大都使患者失音,并可造成严重的呼吸困难,甚至窒息,此时,多需行气管切开术。

护理上述神经损伤患者时,要细致、耐心并认真观察。此类患者一般经过针刺、理疗等治疗后,可自行恢复部分功能或完全恢复功能。

(4)对手足抽搐的护理:手足抽搐与甲状旁腺被误切、挫伤或因血液供应障碍所致甲状旁腺分泌不足有关。症状多在手术后 1～4 天出现,多数患者症状轻而短暂,只有面部、唇部或手足部的针刺感、麻木感或强直感,经过 2～3 周后,未受损伤的甲状旁腺代偿性增生肥大,起到代偿作用,症状便可消失。重症患者则有面肌及手足的疼痛性痉挛,肘、腕及掌指关节屈曲,指间关节伸直,大拇指内收,呈鸡爪状。每天多次发作,每次持续 10～20 分钟或更长,严重时可发生喉及膈肌痉挛或窒息致死。

一旦发生此并发症,应适当限制肉类、乳制品和蛋类等食品(含磷较高,能影响钙的吸收)的摄入。抽搐发作时,立即静脉注射 10% 的葡萄糖酸钙或 5% 氯化钙 10～20 mL,可解除痉挛。静脉注射钙剂时,速度要慢,每 5 分钟不超过 2 mL,以防止心脏停搏的意外发生;切勿将药液漏于皮下,以免发生组织坏死。症状轻者可口服葡萄糖酸钙或乳酸钙 2～4 g,每天 3 次;并可加服维生素 $D_2$,每天 5～10 万单位,以促进钙在肠道内的吸收。

(5)甲状腺危象的观察和护理:甲状腺危象发病机制尚不十分清楚,目前认为危象的发生是由多种因素综合作用所引起的:①儿茶酚胺受体增多。②应激:如急性疾病、感染、外科手术等应激状态引起儿茶酚胺释放增多。③血清游离$T_3$、$T_4$的高水平。④肾上腺皮质激素分泌不足:甲亢时肾上腺皮质激素的合成、分泌和分解代谢率加快,久之使其功能减退,对应激反应减弱等有关。甲状腺危象虽不多见,但危险极大,病死率很高。主要原因是术前准备不充分,在甲亢症状尚未得到控制的情况下,由手术刺激而诱发。症状多出现于术后12～36小时内,尤其是术后24小时内发生的机会较多,表现为高热、脉速(每分钟达120次以上)、烦躁不安,甚至谵妄;有时伴呕吐或腹泻。

具体观察要注意以下几点。①术后体温:突然升高至39 ℃以上,可伴有抽搐、烦躁不安、谵妄等。在排除输液反应而持续高热4～5小时不退,多为甲状腺危象体温,也可视为甲状腺危象先兆症状。②术后脉率:应30～60分钟测量一次,危象早期可有脉率加快,当脉率超过100次/分,除考虑其他原因外,还应注意有无危象先兆。③血压的观察:术后应1～2小时测一次血压。若发现收缩压较术前增高4.0 kPa(30 mmHg)时,可考虑有危象先兆;当收缩压较术前增高5.3 kPa(40 mmHg)或达到18.7 kPa(140 mmHg)以上(术前无高血压病史),脉压在6.7 kPa(50 mmHg)以上时,心率超过120次/分,应按甲状腺危象处理,并及时通知医师进行抢救。④除上述观察外,还应注意患者是否有恶心、呕吐、腹泻、呼吸困难等症状。⑤对于甲状腺危象患者的护理,除严密观察体温、脉率、血压、呼吸的变化外,对烦躁不安、谵妄或昏迷的患者要加床档,防止患者坠床;对高热患者可用冰袋,冰盐水灌肠或酒精擦浴等物理降温。及时应用肾上腺皮质激素、镇静剂、氧气吸入,口服复方碘溶液,严重者可给碘化钠1～2 g加入等渗盐水中作静脉点滴。经上述抢救,病情一般于36～72小时开始好转,危象的持续时间可自1～14天不等,恢复者多在1周左右。⑥做好术前充分准备,待基础代谢率接近正常、循环系统情况改善后始行手术,以及术后继续给予普萘洛尔、碘剂等,都是预防甲状腺危象的重要措施。

(6)甲减:是最主要的远期并发症,其发生率国内文献报道在15%左右,多因甲状腺组织切除过多所引起,也可由于残留腺体的血液供应不足所致。临床上出现轻重不等的黏液性水肿症状:皮肤和皮下组织水肿,面部尤甚,按压不留凹痕,且较干燥,毛发疏落。患者常感疲乏,性情淡漠,智力较迟钝,动作缓慢,性欲减退;此外,脉率慢、体温低,基础代谢率降低。对于甲状腺功能减退的患者,要加强心理护理,因 BMR 低,故应注意保暖,并采用甲状腺激素替代治疗,根据临床表现及实验室检查调整用药量。

(7)甲亢复发:复发率 $4\%\sim5\%$ ,常见于年轻患者,或在妊娠和闭经期妇女;多发生于术后 $2\sim5$ 年。其原因为残留甲状腺组织过多、术后血中仍有甲状腺刺激免疫球蛋白(TSI)、饮食中缺碘等。临床表现为手术后重新出现甲亢的症状体征,实验室检查 $T_3$ 、 $T_4$ 增高,TSH 降低。甲亢复发的再次手术的困难难以估计,易损伤喉返神经和甲状旁腺,因此,除非合并有癌变或有严重的压迫症状者,才考虑手术。对复发甲亢,一般以非手术疗法为主。

(8)术后恶性突眼:原发性甲亢手术后,轻度突眼一般在 1 年内可逐渐好转或无变化,仅少数患者术后突眼会恶化。表现为流泪、畏光、眼内灼痛;部分眼球肌水肿、肥厚,发生运动障碍乃至引起复视。由于眼睑肿胀,不能盖住角膜,致角膜干燥受损,发生溃疡;又由于视神经受到牵拉,逐渐引起视神经萎缩,甚至造成失明。在治疗与护理方面,首先是保护眼睛,如戴墨镜,用 $0.5\%$ 醋酸可的松溶液点眼,每晚睡前用抗生素眼膏敷眼,并用胶布闭合眼睑,以避免角膜过度暴露;其次是大量应用泼尼松及甲状腺干制剂。

# 第四章

# 风湿免疫科护理

## 第一节　银屑病关节炎

### 一、概述

银屑病关节炎（PSA）是一种与银屑病相关的炎性关节病，病程迁延、易复发，晚期可关节强直，导致残废。我国患病率约为 1.23‰，可发生于任何年龄，高峰年龄为 30～50 岁，无性别差异。

### 二、病因与发病机制

本病病因尚不清楚。

### 三、临床表现

#### (一)不对称性少关节炎型

不对称性少关节炎型占 70%，以手、足远端或近端指（趾）间关节为主，膝、踝、髋、腕关节亦可受累，分布不对称，因伴发远端和近端指（趾）间关节滑膜炎和腱鞘炎，受损指（趾）可呈现典型的腊肠指（趾），常伴有指（趾）甲病变。

#### (二)对称性多关节炎型

对称性多关节炎型占 15%，病变以近端指（趾）间关节为主，可累及远端指（趾）间关节及大关节，如腕、肘、膝和踝关节等。

#### (三)残毁性关节型

残毁性关节型约占 5%，是银屑病关节炎的严重类型。受累指、掌、跖骨可有骨溶解，关节可强直、畸形，常伴发热和骶髂关节炎。此型的皮肤银屑病常广泛而严重,为脓疱型或红皮病型。

### (四)远端指间关节型

远端指间关节型占5%～10%,病变累及远端指间关节,为典型的银屑病关节炎,通常与银屑病指甲病变相关。

### (五)脊柱关节病型

脊柱关节病型约5%为年龄大的男性,以脊柱和骶髂关节病变为主(常为单侧或节段性)。

### (六)皮肤银屑病变

皮肤银屑病变好发于头皮及四肢伸侧,尤其肘、膝部位,呈散在或泛发分布。表现为丘疹或斑块、圆形或不规则形。表面有丰富的银白色鳞屑,去除鳞屑后为发亮的薄膜,除去薄膜可见点状出血。该特征对银屑病具有诊断意义。存在银屑病是与其他炎性关节病的重要区别。

### (七)指甲病变

指甲病变是顶针样凹陷,或白甲。

### (八)全身症状

少数有发热、体重减轻和贫血等。

### (九)系统性损害

(1)眼部病变,如结膜炎、葡萄膜炎、虹膜炎和干燥性角膜炎等。

(2)主动脉瓣关闭不全,常见于疾病晚期。

(3)心脏肥大和传导阻滞等。

(4)肺部可见上肺纤维化。

(5)胃肠道可有炎性肠病。

## 四、辅助检查

### (一)实验室检查

非特异性炎症性指标升高:ESR 增快、$\gamma$ 和 $\alpha_2$-球蛋白升高,血清 IgG、IgA 升高,IgM 降低,可伴有慢性贫血;血尿酸升高,常与皮损严重程度相关;RF 多为阴性,约半数患者 $HLA\text{-}B_{27}$ 阳性,且与骶髂关节和脊柱受累显著相关。

### (二)影像学检查

手和足的小关节呈骨性强直,指间关节破坏伴关节间隙增宽,末节指骨茎突

98

的骨性增生及末节指骨吸收,近端指骨破坏变尖和远端指骨骨性增生的兼有改变,造成"带帽铅笔"样畸形。

## 五、治疗原则

### (一)非甾体抗炎药

非甾体抗炎药可控制炎症,适用于轻、中度活动性关节炎者,具有抗炎、止痛、退热和消肿作用,但对皮损和关节破坏无效。

### (二)改善病情抗风湿药物(DMARDs)

(1)甲氨蝶呤对皮损和关节炎均有效,可作为首选药。

(2)柳氮磺吡啶对外周关节炎有效。

(3)青霉胺口服适宜量,口服见效后可逐渐减至维持量。

(4)硫唑嘌呤对皮损也有效,按每天常用剂量起服用,见效后给予维持量。

(5)环孢素对皮肤和关节型银屑病有效,美国 FDA 已通过将其用于重症银屑病治疗。

(6)来氟米特用于中、重度患者。

### (三)抗 TNF-α 制剂

抗 TNF-α 制剂适用于中、重度银屑性关节炎,对中轴关节炎、指或趾炎和附着点炎疗效确切。

### (四)糖皮质激素

糖皮质激素用于病情严重和一般药物治疗不能控制者。避免全身应用,少关节型银屑性关节炎可关节局部注射。

### (五)手术治疗

手术治疗可以恢复关节功能。

## 六、护理问题

### (一)疼痛

疼痛与疾病引起的关节肌肉炎性反应有关。

### (二)皮肤黏膜受损

皮肤黏膜受损与疾病导致的皮疹有关。

### (三)有废用综合征的危险

废用综合征与关节滑膜炎、腱鞘炎及骨溶解有关。

## (四)有受伤的危险

受伤与疾病导致眼部病变有关。

## (五)焦虑

焦虑与疾病影响生活和工作有关。

## 七、护理措施

### (一)一般护理

(1)去除各种可能的诱发因素,如避免外伤和精神创伤、刺激、过度紧张等精神因素,保持良好的饮食习惯,忌食刺激性食物。

(2)加强身体锻炼,提高机体免疫力。

(3)生活规律,保持舒畅的心情。

(4)注意皮肤清洁卫生,防止银屑病复发感染。

### (二)专科护理

(1)关节肌肉疼痛的护理:为减轻疼痛的症状,可给予肿痛关节按摩、热水疗,向理疗科和康复科的医师咨询,进行针对性的选择。如红外治疗仪、频仪等,另外可以进行泉水浴、石蜡疗法。评估患者关节疼痛的时间、部位、程度。通过指导患者服药的同时,可进行冷热敷,进行关节周围皮肤和肌肉的按摩,增进血液循环,防止肌肉萎缩。加强保暖,分散对疼痛的注意力等方法减轻疼痛。

(2)皮肤及指甲护理:保证皮肤清洁,可涂抹凡士林,减少鳞屑脱落,防止皮肤破溃感染。保证甲剥离患者甲周局部清洁干燥,预防感染勿磕碰,注意保暖。

(3)眼葡萄膜炎护理:眼部保持清洁,遵医嘱予诺氟沙星等眼药水滴眼,睡前可在眼睑外涂红霉素眼膏。

# 第二节  赖特综合征

## 一、概述

赖特综合征(RS)是以关节炎、尿道炎和结膜炎三联征为临床特征的一种特殊临床类型的反应性关节炎,常表现为突发性急性关节炎并且伴有独特的关节外皮肤黏膜症状。目前认为本病有两种形式:性传播和痢疾型。

## 二、病因与发病机制

性传播型患者主要见于 20～40 岁年轻男性,大多数情况下是生殖器被沙眼衣原体感染。痢疾型通常在肠道细菌感染后获得,其中主要是志贺菌属、沙门菌属、耶尔森菌属以及弯曲杆菌属。赖特综合征的发病与感染、遗传标记($HLA$-$B_{27}$)、免疫失调有关。

## 三、临床表现

典型表现有关节炎、尿道炎、结膜炎三联征。患者大多急性发病,关节炎呈多发性、不对称性、轻重不等,以下肢居多,最常见的是膝、踝、跖趾关节,指、趾小关节也可累及,呈红、肿、热、痛。反复发作和严重的关节炎,可出现关节变形。

## 四、辅助检查

### (一)实验室检查

(1)病原体培养:可行尿道拭子培养、大便培养,对确定诱发疾病的微生物感染有帮助,能为可疑的反应性关节炎提供诊断依据。

(2)炎症指标:急性期可有白细胞增高,血沉增快,CRP 升高。慢性患者可出现轻度正细胞性贫血。补体水平可以增高。

(3)滑液与滑膜检查:滑液有轻至重度炎性改变,滑液黏度降低,白细胞轻度至中度升高,滑膜活检显示为非特异性炎症改变。

(4)$HLA$-$B_{27}$检测:$HLA$-$B_{27}$阳性率 60%～80%。

(5)类风湿因子多为阴性,抗核抗体阴性。

### (二)影像学检查

特征性 X 线表现有肌腱端病、骶髂关节炎、脊柱形成韧带骨赘。

## 五、治疗原则

### (一)非甾体抗炎药

非甾体抗炎药可缓解急性期关节症状。

### (二)糖皮质激素

糖皮质激素应用于全身炎症症状严重,非甾体抗炎药治疗控制不佳的患者,可关节腔内局部注射。虹膜炎应及时行局部治疗。

## (三)非甾体抗炎药 DMARDs

DMARDs 可用于应用非甾体抗炎药和关节内注射激素效果不佳的严重病例,首选柳氮磺吡啶。

## (四)抗菌药

抗菌药可用于生殖系统衣原体感染的患者及配偶。

## 六、护理问题

### (一)疼痛

疼痛与疾病引起的关节炎性反应及尿道炎有关。

### (二)有废用综合征的危险

废用综合征与关节炎引起的关节变形有关。

### (三)有受伤的危险

受伤与疾病导致关节疼痛及变形有关。

### (四)焦虑

焦虑与疾病影响生活和工作有关。

## 七、护理措施

### (一)一般护理

(1)生活规律,注意营养,锻炼身体以增强自身免疫功能。

(2)注意环境和个人卫生,经常洗澡,更换衣服。

(3)预防尿道炎、子宫颈炎、前列腺炎等疾病的发生。

### (二)专科护理

(1)观察患者尿道红斑、水肿、溃疡及异常分泌物等的情况及严重程度。

(2)保证患者外阴及尿道口清洁,协助女患者每天会阴冲洗,男患者每天消毒尿道口。每天早晚用浓度为 1∶5 000 的高锰酸钾温水坐浴。

(3)给患者穿柔软棉质的内衣,每天更换。应避免男患者早期尿道口出现的小水泡破裂感染。保持患者溃疡面的清洁干燥,大小便如若污染溃疡面,应及时清洁并消毒。

# 第三节 复发性多软骨炎

## 一、概述

复发性多软骨炎(relapsing polychondritis,RP)是一种较少见的炎性破坏性疾病,其特点是软骨组织复发性退化性炎症,表现为耳、鼻、喉、气管、眼、关节、心脏瓣膜等器官及血管等结缔组织受累。

## 二、病因与发病机制

复发性多软骨炎的病因及发病机制目前仍不清楚。各年龄阶段均可发病,好发年龄为30~60岁,男女发病率1∶1。高加索人种易患。可能与 HLA-DR$_4$遗传有关,激发疾病因素还未被确定。可能与体液免疫反应有关。

## 三、临床表现

活动期可有发热、局部疼痛、疲乏无力、体重减轻和食欲缺乏等。病初常为急性炎症,经数周至数月好转,以后呈慢性反复发作。常见临床表现如下。

### (一)耳部病变

耳郭软骨炎是最常见的临床表现。耳郭红、肿、热、痛、有红斑结节,晚期因起支撑作用的软骨组织遭破坏,耳郭塌陷畸形,色素沉着。出现松软耳、听觉障碍、传导性耳聋、听觉或前庭功能损伤、旋转性头晕、眼球震颤、共济失调、恶心及呕吐等。

### (二)鼻部病变

鼻软骨炎。局部红肿,压痛,反复发作可引起鼻软骨局限性塌陷,鞍鼻畸形,甚至鼻梁可下陷和嗅觉障碍。患者常有鼻塞、流涕、鼻衄、鼻黏膜糜烂及鼻硬结等。

### (三)眼部病变

眼部受累可单侧或者双侧,表现为突眼、巩膜外层炎、角膜炎或葡萄膜炎。巩膜炎反复发作可导致角膜外周变薄,甚至造成眼球穿孔。视网膜血管炎或视神经炎可导致失明等视觉障碍。

### (四)关节病变

大小关节均可受累,肋软骨和胸锁关节以及骶髂关节也可受累,多为间歇性发作。此外可发生腱鞘炎、肌腱炎,表现为疼痛和触痛甚至红肿。关节液多为非炎症性改变。

### (五)呼吸系统病变

累及喉、气管及支气管软骨,表现为声音嘶哑、刺激性咳嗽、呼吸困难和吸气性喘鸣。喉和气管炎症早期可有甲状软骨、环状软骨及气管软骨压痛。喉和会厌软骨炎症可导致上呼吸道塌陷,造成窒息,需急行气管切开术。由于呼吸道分泌物不能咳出,继发肺部感染,可导致患者死亡。

### (六)心血管病变

累及心血管系统,表现为心肌炎、心内膜炎或心脏传导阻滞,主动脉瓣关闭不全,大、中、小血管炎。其他的表现包括动脉瘤、血栓及动脉瘤破裂引起猝死。

### (七)其他

1.累及血液系统

贫血、血小板减少。

2.累及皮肤

结节性红斑,紫癜,网状青斑,结节,皮肤角化、溢脓、色素沉着,脱发,脂膜炎,口腔及生殖器黏膜溃疡。

3.累及神经系统

头痛,展神经,面神经麻痹,癫痫,器质性脑病和痴呆,也可发生多发性单神经炎。

4.累及肾脏

显微镜下血尿、蛋白尿或管型尿,肾炎和肾功能不全。肾动脉受累可发生高血压。

### 四、辅助检查

### (一)一般检查

白细胞升高、血小板增多、慢性贫血、血沉增快(评价疾病活动的精确指标)、RF(+)、ANA(+)、冷球蛋白和免疫复合物常阳性。

### (二)X线

X线可见肺不张、肺炎、主动脉进行性扩大,发现气道阻塞。

### (三)镓核素显影

镓核素显影可判断肺血管炎程度及范围的可靠指标。

### (四)纤维支气管镜的检查

纤维支气管镜的检查可发现气道病变。

### (五)超声心动图

超声心动图用于瓣膜疾病的诊断和随访。

### (六)软骨活检

软骨活检可确诊复发性多软骨炎。

## 五、治疗原则

(1)轻者可用非甾体抗炎药。

(2)糖皮质激素可抑制病变的急性发作,减少复发的频率及严重程度。

(3)免疫抑制剂可选用环磷酰胺、甲氨蝶呤、硫唑嘌呤等。

(4)氨苯砜在人体内可抑制补体的激活和淋巴细胞转化,也能抑制溶菌酶参与的软骨退行性变。

(5)对气管软骨塌陷引起重度呼吸困难的患者,应立即行气管切开术,必要时用人工呼吸机辅助通气,以取得进一步药物治疗的机会。对于软骨炎所至的局限性气管狭窄可行外科手术切除或气管支架术。积极预防和治疗肺部炎症,一旦发生肺部感染,应使用有效的抗菌药。

(6)复发性多软骨炎患者因心瓣膜病变引起难治性心功能不全时,应使用强心剂和减轻心脏负荷的药物。若有条件可行瓣膜修补术或瓣膜成形术,以及主动脉瘤切除术。

## 六、护理问题

### (一)疼痛

疼痛与软骨炎症有关。

### (二)潜在并发症

窒息;感染、各脏器的损伤等,与药物治疗的不良反应有关。

### (三)自我形象紊乱

自我形象紊乱与耳郭部分切除、畸形愈合、炎症引起的红肿有关。

## 七、护理措施

### (一)一般护理

急性发作期应卧床休息,视病情给予流质或半流质饮食,多饮水,以免引起会厌和喉部疼痛。注意调节房间温湿度,注意保持呼吸道通畅,预防窒息。烦躁不安者可适当用镇静剂,以保持充足的睡眠。

**(二)专科护理**

(1)评估疼痛程度,观察患者有无意识变化,监测生命体征,床旁备气管插管、口咽通气道等抢救用品。

(2)观察患者有无咳嗽、咯痰,痰液的量及性质,鼓励并教会患者有效的咳嗽。若痰液黏稠不易咳出,可遵医嘱给予雾化吸入并予拍背协助排痰,必要时可予吸痰。注意清理鼻腔,必要时行耳鼻喉科冲洗。

(3)气管切开者予定期换药,注意无菌操作,观察切开伤口有无红肿热痛,有无脓液溢出,用含碘消毒剂消毒局部伤口,有脓液时做细菌培养,根据培养结果选择敏感抗菌药。清理气管内套管痰痂,防止痰堵或痰痂脱落引起窒息,清洗后用络合碘溶液浸泡 30 分钟,出现绿脓感染时用 3‰醋酸溶液换药和浸泡。更换下的内套管送高压蒸汽消毒,杀灭孢子。呼吸困难者必要时人工呼吸机辅助呼吸。

(4)有交流障碍如失语、失聪患者应注意观察患者的症状和体征,为患者准备纸和笔,鼓励患者用文字的方式表达自己的感受,或与患者共同约定某些常用的手势、动作,以便及时了解患者的不适主诉。

(5)眼部受累患者应局部用泼尼松眼膏,或用氢化可的松眼药点眼。导致失明的患者应注意其安全,留家属 24 小时陪伴,将锐器和危险物品收起,常用物品放置位置要固定,而且应放在方便患者、易于拿取的地方。暖瓶应放置在安全的位置,防止发生烫伤。

(6)警惕心脏受累患者因心肌炎、大血管动脉瘤破裂等发生猝死。

(7)经常开窗通风,保持空气清洁,预防气管切开伤口和肺部感染。

(8)适当增加室内湿度,补充因气管切开造成的体内水分丢失,湿化气道,避免痰液干燥形成痰痂。

**(三)心理护理**

建立一个相互信任的护患关系。鼓励患者表达自己的感情和对自己的想法、看法。鼓励患者对他的健康问题、治疗和预后提出问题,并澄清一些误解。提供隐私和安全的环境。对家属说明情况,鼓励家属正确对待患者的形象改变,亲人之间相互交流统一思想。告知患者疾病控制后,可设法弥补缺陷。允许患者发泄其感情与悲伤。

### (四)健康教育

保持室内空气流通,定时开窗通风,温湿度适宜,并嘱患者根据气温变化及时增减衣物,预防感冒。提供高蛋白、高热量、高维生素的饮食保证营养的供给,并注意饮食卫生。加强补钙,防止骨质疏松的发生。嘱患者适当锻炼身体,做一些较缓和的运动,注意劳逸结合。

# 第四节　多发性肌炎和皮肌炎

## 一、概述

多发性肌炎(Polymyositis,PM)和皮肌炎(Dermatomyositis,DM)是横纹肌非化脓性炎性肌病。其临床特点是以肢带肌、颈肌及咽肌等肌组织出现炎症、变性改变,导致对称性肌无力和一定程度的肌萎缩,并可累及多个系统和器官,亦可伴发肿瘤。PM指无皮肤损害的肌炎,伴皮疹的肌炎称 DM。

## 二、病因与发病机制

该病属自身免疫性疾病,发病与病毒感染、免疫异常、遗传及肿瘤等因素有关。女性多见,男女比为1∶2。

## 三、临床表现

本病在成人发病隐匿,儿童发病较急。急性感染可为其前驱表现或发病的病因。早期症状为近端肌无力或皮疹,全身不适、发热、乏力、体重下降等。

### (一)肌肉

本病累及横纹肌,以肢体近端肌群无力为其临床特点,常呈对称性损害,早期可有肌肉肿胀、压痛,晚期出现肌萎缩。多数患者无远端肌受累。

#### 1.肌无力

几乎所有患者均出现不同程度的肌无力。肌无力可突然发生,并持续进展数周到数月以上,受累肌肉的部位不同出现不同的临床表现。

#### 2.肌痛

在疾病早期可有肌肉肿胀,约 25％的患者出现近端肌肉疼痛或压痛。

## (二)皮肤

DM 除有肌肉症状外还有皮肤损害,多为微暗的红斑,皮损稍高出皮面,表面光滑或有鳞屑。皮损常可完全消退,但亦可残留带褐色的色素沉着、萎缩、瘢痕或白斑。皮肤病变往往是皮肌炎患者首先注意到的症状。

### 1.向阳性紫红斑

眶周水肿伴暗紫红皮疹,见于 $60\%\sim80\%$ 的 DM 患者,它是 DM 的特异性体征。

### 2.Gottron 征

此征由 Gottron 首先描述。被认为是 DM 的特异性皮疹。皮疹位于关节伸面,多见于肘、掌指、近端指间关节处,也可出现在膝与内踝皮肤,表现为伴有鳞屑的红斑,皮肤萎缩、色素减退。

### 3.暴露部位皮疹

在颈前、上胸部(V 形区)、颈后背上部(披肩状)、前额、颊部、耳前、上臂伸面和背部等可出现弥漫性红疹,久后局部皮肤萎缩,毛细血管扩张,色素沉着或减退。

### 4.技工手

部分患者双手外侧掌面皮肤出现角化、裂纹,皮肤粗糙脱屑,同技术工人的手相似,故称"技工手"。尤其在抗 Jo-1 抗体阳性的 PM/DM 患者中多见。

### 5.其他病变

其他一些皮肤病变虽非特有,但亦时而出现,包括指甲两侧呈暗紫色充血皮疹,指端溃疡、坏死,甲缘梗塞灶,雷诺现象,网状青斑,多形性红斑等。慢性患者有时出现多发角化性小丘疹,斑点状色素沉着、毛细血管扩张、轻度皮肤萎缩和色素脱失,称为血管萎缩性异色病性 DM。

皮损程度与肌肉病变程度可不平行,少数患者皮疹出现在肌无力之前。约 $7\%$ 患者有典型皮疹,但始终没有肌无力、肌病,肌酶谱正常,称为"无肌病的皮肌炎"。

## (三)关节

关节痛和关节炎见于约 $15\%$ 的患者,为非对称性,常波及手指关节,由于手的肌肉萎缩可引起手指屈曲畸形,但 X 线相无骨关节破坏。

## (四)消化道

$10\%\sim30\%$ 患者出现吞咽困难、食物反流,为食管上部及咽部肌肉受累所致,造成胃反流性食管炎。X线检查吞钡造影可见食管梨状窝钡剂潴留,甚至胃的蠕动减慢,胃排空时间延长。

**(五)肺**

约30％患者有肺间质改变。急性间质性肺炎、急性肺间质纤维化临床表现有发热、干咳、呼吸困难、发绀、可闻及肺部细湿啰音,X线检查在急性期可见毛玻璃状、颗粒状、结节状及网状阴影。在晚期X线检查可见蜂窝状或轮状阴影,表现为弥漫性肺纤维化。肺纤维化发展迅速是本病死亡的重要原因之一。

**(六)心脏**

仅1/3患者病程中有心肌受累,心肌内有炎性细胞浸润,间质水肿和变性,局灶性坏死,心室肥厚,出现心律失常、充血性心力衰竭,亦可出现心包炎。

**(七)肾脏**

肾脏病变很少见,极少数暴发性起病者,因横纹肌溶解,可出现肌红蛋白尿、急性肾衰竭。少数PM/DM患者可有局灶性增殖性肾小球肾炎,但大多数患者肾功能正常。

**(八)钙质沉着**

钙质沉着多见于慢性皮肌炎患者,尤其是儿童。沿深筋膜钙化多见,钙化使局部软组织出现发木或发硬的浸润感,严重者影响该肢体的活动。钙质在软组织内沉积,X线示钙化点或钙化块。若钙质沉积在皮下,则在沉着处溃烂可有石灰样物流出,并可继发感染。

**四、辅助检查**

**(一)血清肌酶**

绝大多数患者在病程某一阶段可出现肌酶活性增高,是诊断本病的重要血清指标之一。其中以CK最敏感。肌酶的升高常早于临床表现数周,晚期肌萎缩肌酶不再释放,肌酶可正常。在一些慢性肌炎和广泛肌肉萎缩的患者,即使处于活动期,其肌酶水平也可正常。

**(二)肌红蛋白测定**

肌红蛋白仅存于心肌与横纹肌,当肌肉出现损伤、炎症、剧烈运动时肌红蛋白均可升高。多数肌炎患者的血清中肌红蛋白水平增高,且与病情呈平行关系,有时先于CK升高。

### (三)自身抗体

**1.ANA**

PM/DM 中 ANA 阳性率为 20％～30％,对肌炎诊断不具特异性。

**2.抗 Jo-1 抗体**

抗 Jo-1 抗体是诊断 PM/DM 的标记性抗体。抗 Jo-1 阳性的 PM/DM 患者,临床上常表现为抗合成酶抗体综合征:肌无力、发热、间质性肺炎、关节炎、雷诺征和"技工手"。

### (四)肌电图

几乎所有患者出现肌电图异常,表现为肌源性损害,即在肌肉松弛时出现纤颤波、正锐波、插入激惹及高频放电;在肌肉轻微收缩时出现短时限低电压多相运动电位;最大收缩时出现干扰相。

### (五)肌活检

取受损肢体近端肌肉如三角肌、股四头肌及有压痛和中等无力的肌肉送检为好,应避免在肌电图插入处取材。因肌炎常呈灶性分布,必要时需多部位取材,提高阳性率。

肌肉病理改变:①肌纤维间质、血管周围有炎性细胞(以淋巴细胞为主,其他有组织细胞、浆细胞、嗜酸性粒细胞、多形核白细胞)浸润。②肌纤维破坏变性、坏死、萎缩,肌横纹不清。③肌束间有纤维化,肌细胞可有再生,再生肌纤维嗜碱性,核大呈空泡,核仁明显。④血管内膜增生。皮肤病理改变无特异性。

### 五、治疗原则

(1)糖皮质激素是本病的首选药物。待肌力明显恢复,肌酶趋于正常则开始减量,减量应缓慢(一般 1 年左右),在减量过程中如病情反复应及时加用免疫抑制剂,对病情发展迅速或有呼吸肌无力、呼吸困难、吞咽困难者,可用甲泼尼龙 0.5～1 g,每天一次静脉冲击治疗,连用 3 天,之后再根据症状及肌酶水平逐渐减量。

(2)免疫抑制剂对病情反复及重症患者应及时加用免疫抑制剂。激素与免疫抑制剂联合应用可提高疗效、减少激素用量,及时避免不良反应。常用免疫抑制剂:甲氨蝶呤,硫唑嘌呤,环磷酰胺。

(3)合并恶性肿瘤的患者,在切除肿瘤后,肌炎症状可自然缓解。

### 六、护理问题

#### (一)肌痛肌无力

肌痛肌无力与原发病有关。

#### (二)自理能力缺陷

自理能力缺陷与肌无力有关。

#### (三)皮肤完整性受损

皮肤完整性受损与皮疹有关。

#### (四)营养失调

营养失调与消化道受累有关。

#### (五)有感染的危险

感染与吸入性肺炎及激素等用药有关。

#### (六)废用综合征

废用综合征与肌无力有关。

#### (七)限制性通气功能障碍

限制性通气功能障碍与呼吸肌受累有关。

#### (八)低氧血症

低氧血症与呼吸肌受累有关。

### 七、护理措施

#### (一)一般护理

急性期卧床休息,并适当进行肢体被动运动,以防肌肉萎缩,症状控制后适当锻炼。给以高热量、高蛋白饮食,保持大便通畅,避免感染。

#### (二)专科护理

(1)患者肌痛明显时安慰患者,认真听取患者主诉,使用分散注意力的各种方法,必要时遵医嘱给予止痛药物,缓解疼痛。

(2)加强巡视,及时满足患者生活需要。

(3)肌炎患者会出现皮疹,伴有发红瘙痒疼痛等症状。对于合并皮损的患者,后期会有脱屑,应保持皮肤清洁,局部用粉剂处理好,保持干燥,表面不要包裹尽量暴露,可以涂中性护肤品,如果出现皮损切勿抓挠以免造成感染。用清水清洁皮肤,不涂化妆品,必要时外涂凡士林油防止破损加重。勤换内衣,注意保暖,避免日光晒。

(4)肌活检术后护理:观察伤口渗血感染情况,保持敷料清洁,协助医师定时予消毒换药,两周后拆线,可根据伤口情况延长拆线时间,拆线后观察伤口愈合状况。

(5)对于进食咳呛的患者,嘱其进餐时尽量采取坐位或半卧位,进餐后30～60分钟内尽量避免卧位,细嚼慢咽,进食咳呛严重或吞咽困难的患者必要时遵医嘱给予肠内或肠外营养以满足机体需要量,防止吸入性肺炎。

(6)保持病室清洁,温湿度适宜,并嘱患者做好个人卫生。对生活不能自理的患者,加强基础护理,给予口腔护理和会阴冲洗,监测体温变化,监测血常规变化,预防交叉感染。

(7)对于肺部受累患者,保持病室温湿度适宜,遵医嘱给予吸氧和雾化稀释痰液,同时加强雾化后的拍背咳痰,预防及治疗肺部感染。

(8)严密观察生命体征变化,特别是监测血氧及心律变化,及时发现病情变化,准备好抢救物品。

**(三)心理护理**

多与患者交流,使患者了解本病的治疗原则,告知患者此病为慢性病,可迁延多年,若早期诊断,合理治疗,在治疗护理下可控制病情发展,使其趋于稳定。本病可获得满意的长时间缓解,可同正常人一样从事正常的工作学习。因此要向患者宣教正确认识疾病,消除恐惧心理,了解规律用药的意义,嘱患者遵医嘱规律治疗。同时学会自我认识疾病活动的征象,配合治疗、遵从医嘱,定期随诊。懂得长期随访的必要性。通过与患者交流消除其焦虑心理。

**(四)健康教育**

1.树立信心

以一种乐观的情绪、良好的精神状态去面对此疾病,配合长期治疗。

2.劳逸结合

在疾病的缓解期注意休息并且做适当的活动,避免过度劳累,活动2小时后体力恢复为最佳。在生活上尽量自理,消除依赖感。锻炼肌力防止肌肉萎缩。功能锻炼应在服药30分钟开始,运动之前应做充分的准备活动,如肌肉的按摩、热敷等。

3.合理膳食

此病可累及消化道肌肉,会出现吞咽困难,食管蠕动减慢,易引起反流性食管炎。肠蠕动减弱,肛门膀胱括约肌松弛导致大小便失禁,所以应选用高蛋白(优质蛋白)高维生素易消化的饮食(软食),少食干硬油炸食品。餐前可用一些增加胃动力的药物,进餐时尽量采取坐位或半卧位,进餐后 30~60 分钟内尽量避免卧位。

### 4.按时服药

不可随意增减药物,不可擅自停药或改药。用药期间应定期复查血常规和肝肾功能。

### 5.了解药物不良反应

了解激素、免疫抑制剂等药物不良反应。

### 6.自我监测

要自我监测心、肺的病变,如出现呼吸困难、发绀、心慌或心前区疼痛等要立即就诊。注意定期复查。

### 7.保持皮肤清洁

肌炎患者会出现皮疹,伴有发红瘙痒疼痛等症状,后期会有脱屑,应保持皮肤清洁,局部用粉剂处理好,保持干燥,表面不要包裹尽量暴露,可以涂中性护肤品,如果出现皮损切勿抓挠以免造成感染。勤换内衣,注意保暖,避免日光晒。

# 第五节　原发性痛风

## 一、概述

痛风是由于嘌呤代谢紊乱及/或尿酸排泄减少致血尿酸增高引起的一组疾病。临床特点为高尿酸血症、尿酸盐结晶沉积所致特征性急性关节炎、反复发作发展至慢性痛风性关节炎及痛风石,常累及肾脏;严重者可出现关节致残、肾功能不全。痛风患者常与肥胖、高脂血症、糖尿病、高血压以及心脑血管病伴发。本节主要介绍原发性痛风患者的护理。

## 二、病因与发病机制

原发性痛风多有遗传性,其原因主要是嘌呤代谢酶缺陷。原发性肾脏尿酸排泄减少约占原发性高尿酸血症的 90%,具体发病机制不清,可能为多基因遗传性疾病。继发性痛风指继发于其他疾病过程中的一种临床表现,也可因某些药物所致。骨髓增生性疾病、肾脏疾病、药物作用等均可引起高尿酸血症。另外，肾移植患者长期服用免疫抑制剂也可发生高尿酸血症，可能与免疫抑制剂抑制肾小管排泄尿酸有关。

### 三、临床表现

#### (一)急性痛风性关节炎

典型发作常于深夜因关节痛而惊醒，疼痛进行性加剧，受累关节及周围组织红、肿、热、痛和功能受限，在 12 小时左右达高峰。多于数天或 2 周内自行缓解。常侵犯第一跖趾关节，部分患者可有发热、寒战、头痛、心悸和恶心等全身症状。

#### (二)间歇发作期

痛风发作持续数天至数周后可自行缓解，一般无明显后遗症状，或遗留局部皮肤色素沉着、脱屑及刺痒等，以后进入无症状的间歇期，多数患者 1 年内复发，受累关节逐渐增多，症状持续时间逐渐延长。受累关节一般从下肢向上肢、从远端小关节向大关节发展，出现指、腕和肘等关节受累，少数患者可影响到肩、髋、骶髂、胸锁或脊柱关节，也可累及关节周围滑囊、肌腱和腱鞘等部位。

#### (三)慢性痛风石病变期

皮下痛风石发生的典型部位是耳郭。外观为皮下隆起的大小不一的黄白色赘生物，皮肤表面薄，破溃后排出白色粉状或糊状物。关节内大量沉积的痛风石可造成关节骨质破坏、关节周围组织纤维化和继发退行性改变等。临床表现为持续关节肿痛、压痛、畸形及功能障碍。

#### (四)肾脏病变

临床表现为蛋白尿、血尿、泌尿系统结石、肾衰竭等。

### 四、辅助检查

#### (一)血尿酸测定

血尿酸$\geqslant 416\ \mu mol/L$ 为高尿酸血症。

#### (二)尿尿酸测定

低嘌呤饮食 5 天后，24 小时尿尿酸排泄量$> 3.6\ mmol$ 为尿酸生成过多型（约占 10%）；$< 3.6\ mmol$ 提示尿酸排泄减少型（约占 90%）。

#### (三)关节腔穿刺尿酸盐检查

显微镜下表现为负性双折光的针状或杆状的单钠尿酸盐晶体。

**(四)影像学检查**

急性发作期仅见受累关节周围非对称性软组织肿胀;慢性痛风石病变期可见单钠尿酸盐晶体沉积造成关节软骨下骨质破坏,出现虫噬样、穿凿样缺损。

**(五)超声检查**

受累关节的超声检查可发现关节积液、滑膜增生、关节软骨及骨质破坏、关节内或周围软组织的痛风石及钙质沉积等。超声下出现肾髓质特别是锥体乳头部散在强回声光点,则提示尿酸盐肾病,也可发现X线下不显影的尿酸性尿路结石。

**五、治疗原则**

治疗痛风原则:迅速控制急性发作;预防复发;纠正高尿酸血症,预防尿酸盐沉积造成的关节破坏及肾脏损害;手术剔除痛风石,对毁损关节进行矫形手术,提高生活质量。

**(一)饮食**

低嘌呤低热量饮食,保持合理体重,戒酒,多饮水,每天饮水 2 000 mL 以上。避免暴食、酗酒、受凉受潮、过度疲劳和精神紧张,穿舒适鞋,防止关节损伤。

**(二)药物治疗**

(1)非甾体抗炎药可有效缓解急性痛风症状,为一线用药。

(2)秋水仙碱为治疗急性发作的传统药物。

(3)糖皮质激素治疗急性痛风有明显疗效,通常用于不能耐受非甾体抗炎药和秋水仙碱或肾功能不全者。

(4)抑制尿酸生成药,如别嘌醇,广泛用于原发性及继发性高尿酸血症,尤其是尿酸产生过多型或不宜使用促尿酸排泄药者。

(5)促尿酸排泄药,如苯溴马隆,主要通过抑制肾小管对尿酸的重吸收,降低血尿酸。

(6)新型降尿酸药,如非布司他。

**(三)泌尿系统结石的治疗**

对于尿酸性尿路结石,体积大且固定者可行体外冲击碎石、内镜取石或开放手术取石。

**(四)手术治疗**

手术剔除痛风石,对毁损关节进行矫形手术,以提高生活质量。

## 六、护理问题

### (一)疼痛

疼痛与痛风性关节炎有关。

### (二)自理能力受限

自理能力受限与疾病导致关节疼痛有关。

### (三)知识缺乏

不了解疾病相关知识。

### (四)焦虑

焦虑与疾病影响生活和工作有关。

## 七、护理措施

### (一)一般护理

低嘌呤低热量饮食,保持合理体重,戒酒,多饮水,每天饮水 2 000 mL 以上。避免暴食、酗酒、受凉受潮、过度疲劳和精神紧张,穿舒适鞋,防止关节损伤。保证患者休息与睡眠,关节炎急性期减少活动。监测各项生命体征,倾听患者主诉,及时给予对症处理。

### (二)专科护理

1.疼痛的护理

发作时卧床休息,避免关节负重,抬高患肢,可局部冷敷。遵医嘱服用药物,减轻关节炎症状。疼痛缓解后开始恢复活动。护士应认真听取患者的主诉,评估疼痛的性质、程度,配合医师完善各项相关检查。

2.饮食护理

(1)在急性发作时应选用无嘌呤或低嘌呤食物,食物应精细如脱脂奶、鸡蛋、植物油、面包、饼干、米饭、蔬菜、水果等;限制脂肪及动物蛋白的摄入,以食用植物蛋白为主。

(2)慢性期或缓解期应选用低嘌呤饮食,每周应有 2 天无嘌呤饮食,注意补充维生素及铁质,多食水果、绿叶蔬菜及偏碱性食物;禁食高嘌呤食物,如动物内脏、酒类、海鲜类。忌暴饮、暴食及酗酒;每天饮水量＞2 000 mL,并服用碱性药物,以利于尿酸溶解排泄。

(3)根据病情为患者进行饮食宣教,共同制订饮食计划,与患者达成共识,并且严格遵守,因饮食控制对于疾病的缓解是非常必要的。

(4)控制体重,避免过胖。

**3.药物注意**

患者需了解药物的作用和不良反应。密切观察有无胃肠道反应,定期复查肝肾功能,避免不良反应。

**4.关节腔穿刺护理**

穿刺前向患者做好宣教,备齐用物,协助医师做好穿刺术中配合,严格无菌操作,以防感染。术后定时观察穿刺处情况,警惕局部出血。

**(三)心理护理**

痛风的预防和治疗有效,因此预后相对良好。如果及早诊断并进行规范治疗,大多数痛风患者可正常工作生活。慢性期病变经过治疗有一定的可逆性,皮下痛风石可缩小或消失,关节症状和功能可改善,相关的肾脏病变也可减轻、好转。多给予关心及支持,增加患者配合治疗的信心。指导患者养成良好的生活习惯,劳逸结合,饮食控制。指导患者正确服药,宣教药物的注意事项,并观察药物的不良反应。

**(四)健康教育**

(1)急性发作期应卧床休息,抬高患肢,避免关节负重,可局部冷敷。疼痛缓解后方可恢复活动,可行理疗、注意保暖。

(2)慢性期患者经过治疗,痛风石可能缩小或溶解,关节功能可以改善,肾功能障碍也可以改善。

(3)低嘌呤饮食,多食偏碱性的食物;禁食高嘌呤食物,如动物内脏、酒类及海鲜类;忌暴饮暴食;控制体重避免过胖。

(4)发生尿酸性或混合性尿路结石者易并发尿路梗阻和感染,会出现下腹部绞痛、排尿不畅、尿频、尿急、尿疼等症状,应及时就诊。

(5)保持情绪的稳定,避免寒冷、饥饿、感染、创伤、情绪紧张等因素诱导疾病复发。

(6)向患者介绍讲解药物的作用和不良反应。密切观察有无胃肠道反应,定期复查血尿酸、肝肾功能,避免不良反应。

# 第六节　系统性硬化症

## 一、概述

系统性硬化症是一种原因不明的临床上以局限性或弥漫性皮肤增厚和纤维化为特征的结缔组织病。除皮肤受累外,它也可影响内脏(心、肺和消化道等器官)。本病的严重程度和发展情况变化较大,有多种亚型,它们的临床表现和预后各不相同。一般以皮肤受累范围为主要指标将系统性硬化症分为多种亚型。本文主要讨论弥漫性硬皮病。

## 二、病因与发病机制

本病病因不明,女性多见,发病率大约为男性的 4 倍,儿童相对少见。

## 三、临床表现

### (一)早期症状

系统性硬化症最多见的初期表现是雷诺现象和隐袭性肢端和面部肿胀,并有手指皮肤逐渐增厚。多关节病同样也是突出的早期症状。胃肠道功能紊乱(胃烧灼感和吞咽困难)或呼吸系统症状等,偶尔也是本病的首发表现。患者起病前可有不规则发热、胃纳减退、体重下降等。

### (二)皮肤

皮肤病变可局限在手指(趾)和面部或向心性扩展,累及上臂、肩、前胸、背、腹和腿。有的可在几个月内累及全身皮肤,有的在数年内逐渐进展,有些呈间歇性进展,通常皮肤受累范围和严重程度在 3 年内达高峰。临床上皮肤病变分期及表现。

### (三)骨和关节

多关节痛和肌肉疼痛常为早期症状,也可出现明显的关节炎。约 29％可有侵蚀性关节病。

(1)于皮肤增厚且与其下关节紧贴,致使关节挛缩和功能受限。

(2)由于腱鞘纤维化,当受累关节主动或被动运动时,特别在腕、踝、膝处,可觉察到皮革样摩擦感。

（3）长期慢性指（趾）缺血，可发生指端骨溶解。

（4）X 线表现关节间隙狭窄和关节面骨硬化。

（5）由于肠道吸收不良、废用及血流灌注减少，常有骨质疏松。

**（四）消化系统**

消化道受累为硬皮病的常见表现，仅次于皮肤受累和雷诺现象。消化道的任何部位均可受累，其中食管受累最为常见，肛门、直肠次之，小肠和结肠较少。

**1.口腔**

张口受限，舌系带变短，牙周间隙增宽，齿龈退缩，牙齿脱落，牙槽突骨萎缩。

**2.食管**

食管下部括约肌功能受损可导致胸骨后灼热感，反酸。长期可引起糜烂性食管炎、出血、下食管狭窄等并发症。

**3.小肠**

常可引起轻度腹痛、腹泻、体重下降和营养不良。

**4.大肠**

钡灌肠可发现 10%～50%的患者有大肠受累，但临床症状往往较轻。累及后可发生便秘，下腹胀满，偶有腹泻。

**5.CREST 综合征**

患者可发生胆汁性肝硬化。

**（五）肺部**

在硬皮病中肺脏受累普遍存在。病初最常见的症状为运动时气短，活动耐受量降低；后期出现干咳。随病程增长，肺部受累机会增多，且一旦累及，呈进行性发展，对治疗反应不佳。肺间质纤维化和肺动脉血管病变常同时存在。在弥漫性硬皮病伴抗 Scl-70 阳性的患者中，肺间质纤维化常常较重；在 CREST 综合征中，肺动脉高压常较为明显。肺动脉高压常为棘手问题，它是由于肺间质与支气管周围长期纤维化或肺间小动脉内膜增生的结果。

**（六）心脏**

病理检查 80%患者有片状心肌纤维化。临床表现为气短、胸闷、心悸、水肿。

**（七）肾脏**

硬皮病肾病变临床表现不一，部分患者有多年皮肤及其他内脏受累而无肾损害的临床现象；有些在病程中出现肾危象，即突然发生严重高血压、急进性肾衰竭,如不及时处理,常于数周内死于心力衰竭及尿毒症。虽然肾危象初期可无症状,但大部分患者感疲乏加重,出现气促、严重头痛、视力模糊、抽搐、神志不清等症状。

### 四、辅助检查

#### (一)一般化验

一般化验无特殊异常。血沉可正常或轻度增快。

#### (二)免疫学检测

(1)血清 ANA 阳性率达 90% 以上。

(2)抗着丝点抗体(ACA):80% 的 CREST 综合征患者阳性。

(3)20%～40% 系统性硬化症患者,血清抗 Scl-70 抗体阳性。

(4)约 30% 病例 RF 阳性。

(5)约 50% 病例有低滴度的冷球蛋白血症。

#### (三)病理及甲皱检查

硬变皮肤活检见表皮变薄,表皮突消失,皮肤附属器萎缩。甲褶毛细血管显微镜检查显示毛细血管襻扩张与正常血管消失。

#### (四)食管组织病理

食管组织病理示平滑肌萎缩,黏膜下层和固有层纤维化,黏膜呈不同程度变薄和糜烂。

#### (五)食管功能

食管功能可用食管测压、卧位稀钡钡餐造影、食管镜等方法检查。

#### (六)高分辨 CT

高分辨 CT 可显示肺部呈毛玻璃样改变,肺间质纤维化常以嗜酸性肺泡炎为先导。

#### (七)支气管肺泡灌洗

支气管肺泡灌洗可发现灌洗液中细胞增多。

#### (八)X 线胸片

X 线胸片示肺间质纹理增粗,严重时呈网状结节样改变,在基底部最为显著。

### (九)肺功能检查

肺功能检查示限制性通气障碍,肺活量降低,肺顺应性降低,气体弥散量降低。

### (十)心导管检查

心导管检查可发现肺动脉高压。

### (十一)超声心动检查

超声心动检查可发现肺动脉高压或心包肥厚或积液。

### (十二)肾活检

硬皮病的肾病变以叶间动脉、弓形动脉及小动脉为最著,其中最主要的是小叶间动脉。血管平滑肌细胞发生透明变性。血管外膜及周围间质均有纤维化。

### 五、治疗原则

本病尚无特效药物。皮肤受累范围和病变程度为诊断和评估预后的重要依据,而重要脏器累及的广泛性和严重程度决定它的预后。早期治疗的目的在于阻止新的皮肤和脏器受累,而晚期的目的在于改善已有的症状。

(1)糖皮质激素对本症效果不显著,通常对炎性肌病、间质性肺部疾患的炎症期有一定疗效;在早期水肿期,对关节痛、肌痛亦有疗效。免疫抑制剂疗效不肯定。常用的有环孢素、环磷酰胺、硫唑嘌呤、甲氨蝶呤等,有报道对皮肤关节和肾脏病变有一定疗效,与糖皮质激素合并应用,常可提高疗效和减少糖皮质激素用量。

(2)青霉胺能抑制新胶原成熟,并激活胶原酶,使已形成的胶原纤维降解。

(3)钙离子通道拮抗剂、丹参注射液、双嘧达莫和小剂量阿司匹林、血管紧张素受体拮抗剂可缓解雷诺现象,治疗指端溃疡,阻止红细胞及血小板的聚集,降低血液黏滞性,改善微循环。

(4)组胺受体阻断剂(西咪替丁或雷尼替丁等)或质子泵抑制剂(奥美拉唑)等减少胃酸,缓解反流性食管炎的症状。

(5)血管紧张素转换酶抑制剂,如卡托普利、依那普利、贝那普利等药物,控制血压增高,预防肾危象出现。

(6)近年来国外采用口服内皮素受体拮抗剂和抗转移生长因子 $\beta_1$(TGF$\beta_1$)治疗硬皮病所致的肺动脉高压已取得一定疗效。

### 六、护理问题

#### (一)皮肤黏膜完整性受损

皮肤黏膜完整性受损与皮肤黏膜失去弹性有关。

#### (二)感染

感染与长期服用激素有关。

#### (三)焦虑

焦虑与患慢性疾病有关。

#### (四)知识缺乏

不了解疾病相关知识。

### 七、护理措施

#### (一)一般护理

(1)密切监测患者生命体征,听取患者主诉,嘱其保持情绪稳定;尽量减少活动;进食纤维易消化食物,保持大便通畅,必要时给予通便处理。

(2)巡视患者,及时满足其生活需要。

(3)与患者多交流,多安慰患者,使其接受现实,勇敢面对,积极配合治疗。

(4)监测体温,监测血常规。对已发生的感染,遵医嘱给予口服或静脉抗菌药治疗。

#### (二)专科护理

**1.皮肤自我护理**

(1)皮肤硬化失去弹性,应在患处涂油预防干裂。避免接触刺激性较强的洗涤剂。口唇、鼻腔干裂可涂油。注意保暖,冷天外出多加衣服,戴棉手套,穿厚袜,衣着宽松。

(2)患者皮肤调节体温的功能减退,夏季应多饮水,多吃一些利尿解暑的蔬菜水果,如西瓜、冬瓜、黄瓜、丝瓜、苦瓜等,通过尿液带走体内热量而起到降温的作用。此外应避免高温时外出,避免阳光曝晒,外出应戴遮阳帽或打伞,避免中暑。室内温度过高可装空调或电扇。

(3)经常摩擦肢端、关节或骨骼隆起处,避免磕碰、外伤而导致营养性溃疡。

**2.饮食自我护理**

饮食上注意多吃蛋白质含量丰富的食物,如蛋类、肉等。多吃新鲜的蔬菜水果以保证维生素和食物纤维的供给。并可减少便秘的发生。注意少吃多餐、细嚼慢咽。避免辛辣过冷的食物,以细软易消化为好并食用含钙多的食物如牛奶等。若进食后有胸骨后不适等症状应注意不能一次大量进食,少吃多餐,进食后稍走动后再躺下,再取头高足低位以减少食物反流。戒烟戒酒。

### 3.环境及健康

避免感冒而引起继发肺部感染,加重肺脏负担。保持居室内一定的温度和湿度,定时通风换气,保持空气新鲜。不去人多拥挤的公共场所,在感冒流行季节减少外出。

### 4.做好防御

经常监测血压,发现血压升高应及时处理。当患者出现气短、胸闷、心悸、水肿等时,积极协助医师处理,密切观察病情变化,准备好抢救物品。

### (三)心理护理

多与患者交流,告知患者此病为慢性病,主要是采取措施改善症状,控制病情使其稳定,减缓病情进展,因此要遵医嘱规律治疗。通过交流消除其焦虑心理,配合治疗。

### (四)健康教育

(1)正确认识疾病,消除恐惧心理。保持乐观的精神、稳定的情绪,避免过度激动、紧张、焦虑等不良情绪。

(2)适当锻炼身体,增加机体抗病能力。劳逸结合,但要避免过度劳累加重病情。

(3)了解皮肤保护的方法,特别是手足避冷保暖。

(4)有心脏受累应长期服药,并备有硝酸甘油等药物随身携带。

(5)了解药物的作用和不良反应。明白规律用药的意义,配合治疗、遵从医嘱。定期监测血常规、肝肾功。

(6)严格遵医嘱服药,不可随意加量、减量、停药和改药。禁用血管收缩剂:新麻液、麻黄素、肾上腺素等。

(7)学会自我认识疾病活动的征象,定期复查。懂得长期随访的必要性。

(8)告知患者要少食多餐,餐后取立位或半卧位。戒烟、酒、咖啡等刺激性食物。

# 第七节　干燥综合征

## 一、概述

干燥综合征(Sjogren's syndrome,SS)是一个主要累及外分泌腺体的慢性炎症性自身免疫性疾病。临床除有唾液腺和泪腺受损功能下降而出现口干、眼干外,尚有其他外分泌腺及腺体外其他器官的受累而出现多系统损害的症状。本病分为原发性和继发性两类,前者指不具另一诊断明确的结缔组织病(CTD)的干燥综合征。后者是指发生于另一诊断明确的CTD如系统性红斑狼疮(SLE)、类风湿关节炎等的干燥综合征。本节主要叙述原发性干燥综合征。

## 二、病因与发病机制

本病的确切病因和发病机制尚不明确,一般认为与遗传、免疫、病毒感染有关。原发性干燥综合征属全球性疾病,在我国人群的患病率为 $0.3\% \sim 0.7\%$ ,在老年人群中患病率为 $3\% \sim 4\%$ 。本病女性多见,男女比为 $1 : (9 \sim 20)$ 。发病年龄多在 $40 \sim 50$ 岁,也见于儿童。

## 三、临床表现

### (一)局部表现

**1.口干燥症**

因唾液腺病变,使唾液黏蛋白缺少而引起下述常见症状。

(1)有 $70\% \sim 80\%$ 患者诉有口干,但不一定都是首症或主诉,严重者因口腔黏膜、牙齿和舌发黏以致在讲话时需频频饮水,进固体食物时必须伴水或流食送下,有时夜间需起床饮水等。

(2)猖獗性龋齿是本病的特征之一,表现为牙齿逐渐变黑,继而小片脱落,最终只留残根。

(3)成人腮腺炎,50%患者表现有间歇性交替性腮腺肿痛,累及单侧或双侧。大部分在 10 天左右可以自行消退。

(4)舌部表现为舌痛、舌面干裂、舌乳头萎缩而光滑。

(5)口腔黏膜出现溃疡或继发感染。

2.干燥性角结膜炎

因泪腺分泌的黏蛋白减少而出现眼干涩、异物感、泪少等症状,严重者痛哭无泪。部分患者有眼睑缘反复化脓性感染、结膜炎、角膜炎等。

3.其他表现

其他浅表部位如鼻、硬腭、气管及其分支、消化道黏膜、阴道黏膜的外分泌腺体均可受累,使其分泌较少而出现相应症状。

(二)系统表现

除口眼干燥表现外,患者还可出现全身症状如乏力、低热等。约有 2/3 患者出现系统损害。

1.皮肤

皮肤病变的病理基础为局部血管炎,有下列表现。

(1)过敏性紫癜样皮疹:多见于下肢,为米粒大小边界清楚的红丘疹,压之不褪色,分批出现。每批持续时间约为 10 天,可自行消退而遗有褐色色素沉着。

(2)结节红斑:较为少见。

(3)雷诺现象:多不严重,不引起指端溃疡或相应组织萎缩。

2.骨骼肌肉

关节痛较为常见。仅小部分表现有关节肿胀但多不严重且呈一过性。关节结构的破坏非本病的特点。肌炎见于约 5% 的患者。

3.肾

主要累及远端肾小管,表现为因 Ⅰ 型肾小管酸中毒而引起的低血钾性肌肉麻痹,严重者出现肾钙化、肾结石及软骨病。

4.肺

大部分患者无呼吸道症状。轻度受累者出现干咳,重者出现气短。肺部的主要病理为间质性病变,部分出现弥漫性肺间质纤维化,少数人可因此而呼吸功能衰竭而死亡。

5.消化系统

胃肠道可以因其黏膜层的外分泌腺体病变而出现萎缩性胃炎、胃酸减少、消化不良等非特异性症状。约 20% 患者有肝脏损害,临床谱从黄疸至无临床症状而有肝功能损害不等。

6.神经

以周围神经受累为多见,不论是中枢或周围神经损害均与血管炎有关。

### 7.血液系统

本病可出现白细胞减少和/或血小板减少,血小板低下严重者可出现出血现象。

## 四、辅助检查

### (一)眼部检查

Schirmer(滤纸)试验(＋);角膜染色(＋);泪膜破碎时间(＋)。

### (二)口腔检查

唾液流率(＋);腮腺造影(＋);唾液腺核素检查(＋);唇腺活检组织学检查(＋)。

### (三)尿液检查

多次尿 pH＞6 则有必要进一步检查肾小管酸中毒相关指标。

### (四)周围血检测

周围血检测可以发现血小板低下,或偶有的溶血性贫血。

### (五)血清免疫学检查

(1)抗 SSA 抗体是本病中最常见的自身抗体,见于 70％的患者。

(2)抗 SSB 抗体有称是本病的标记抗体,见于 45％的患者。

(3)高免疫球蛋白血症,均为多克隆性,见于 90％患者。

### (六)肺影像学检查

肺影像学检查可以发现有相应系统损害的患者。

## 五、治疗原则

本病目前尚无根治方法,主要是采取措施改善症状,控制和延缓因免疫反应而引起的组织器官损害的进展以及继发性感染。

(1)口干可适当饮水,或用人工唾液,减少对口腔的物理刺激。嘱患者保持口腔清洁,勤漱口,减少龋齿和口腔继发感染的可能。防止口腔细菌增殖,应早晚刷牙,选用软毛牙刷,继发口腔感染者可用复方硼砂溶液漱口,真菌感染者可用制霉菌素涂口腔,口干严重者可用麦冬、枸杞子、甘草等泡水喝。

(2)保护眼睛,干燥性角结膜炎可给以人工泪液滴眼以减轻眼干症状并预防角膜损伤。

(3)肌肉、关节痛者可用非甾体抗炎药以及羟氯喹。

(4)系统损害者应以受损器官及严重度而进行相应治疗。给予肾上腺糖皮质激素,剂量与其他结缔组织病治疗用法相同。对于病情进展迅速者可合用免疫抑制剂如环磷酰胺、硫唑嘌呤等。出现有恶性淋巴瘤者宜积极、及时地进行联合化疗。

(5)合并肾小球肾炎,纠正低钾血症的麻痹发作可采用静脉补钾(氯化钾),待病情平稳后改口服钾盐液或片,有的患者需终身服用,以防低血钾再次发生。

(6)合并肺间质性病变、呼吸道黏膜干燥明显者,可给予雾化吸入。鼻黏膜干燥者可给予复薄油滴鼻。

## 六、护理问题

### (一)皮肤黏膜改变

皮肤黏膜改变与唾液减少有关。

### (二)潜在的感染

感染与服用激素及免疫抑制剂有关。

### (三)电解质紊乱

电解质紊乱与肾小管酸中毒有关。

### (四)舒适的改变

不适与口干、眼干有关。

### (五)部分自理能力受限

自理能力受限与电解质紊乱有关。

### (六)有出血的危险

出血与血小板降低有关。

## 七、护理措施

### (一)一般护理

(1)减轻口干较为困难,嘱患者应停止吸烟、饮酒及避免服用引起口干的药物如阿托品等。保持口腔清洁,勤漱口,减少龋齿和口腔继发感染的可能,对生活不能自理的患者给予口腔护理。干燥性角结膜炎可给以人工泪液滴眼以减轻眼干症状并预防角膜损伤。有些眼膏也可用于保护角膜。

(2)巡视患者,及时满足其生活需要。

(3)嘱患者床旁活动,必要时需绝对卧床,避免磕碰,用软毛牙刷刷牙,定期监测血常规。

**(二)专科护理**

(1)减少对口腔的物理刺激,防止口腔细菌增殖,应早晚刷牙,选用软毛牙刷,饭后漱口,戒烟酒。

(2)保护眼睛,睡前涂眼膏保护角膜,避光避风,外出时戴眼防护镜。

(3)对于皮肤油性水分减少的患者应预防皮肤干裂,给予润肤剂外涂。冬季嘱患者减少洗澡次数。

(4)注意观察激素及免疫抑制剂的不良反应,定期监测血常规、肝肾功,并告知患者用药注意事项。

(5)合并有神经系统受累者大部分为周围神经病变,肢体麻木,感觉减退,护士应注意安全防护。

(6)低钾血症的患者在补钾过程中,注意观察患者尿量的变化、尿 pH,准确记录出入量及分记日夜尿量。

(7)合并肺间质性病变、呼吸道黏膜干燥明显者,注意补充水分,预防感冒及肺部感染,加强拍背咳痰。

(8)合并肝脏损害、胰腺外分泌功能受影响引起消化液减少,导致营养不良,故应为患者提供清淡易消化的食物。

(9)合并血细胞低下的患者注意安全防护,避免磕碰,观察患者出血倾向。

**(三)心理护理**

多与患者交流,使患者了解本病的治疗原则、告知患者此病为慢性病,主要是采取措施改善症状,控制和延缓因免疫反应而引起的组织器官损害的进展以及继发性感染。本病预后良好,经恰当治疗后大多数可以控制病情达到缓解,因此要遵医嘱规律治疗。通过交流消除其焦虑心理,配合治疗。

**(四)健康教育**

(1)正确认识疾病,消除恐惧心理,保持心情舒畅及乐观情绪,对疾病治疗树立信心。

(2)注意口腔卫生,每天早晚至少刷牙两次,选用软毛牙刷,饭后漱口并用牙签将食物的碎屑从牙缝中清除。忌烟酒,忌刺激性食物,这可预防继发口腔感染和减少龋齿,可用朵贝尔漱口液、2% $NaHCO_3$ 漱口液。有龋齿要及时修补。

(3)保护眼睛,眼泪的减少可引起角膜干涩、损伤,易细菌感染。日间可用人工泪液4~5次/日,睡前可抹眼膏。多风天气外出时可戴防风眼镜。

(4)保护皮肤、减少沐浴次数,使用中性沐浴品。沐浴后可适当用中性护肤液涂抹全身皮肤,以防止瘙痒。

(5)干燥综合征可引起肾小管损害,出现低血钾(腹胀、乏力、肠蠕动减慢、诱发肠麻痹、心动过速等症状)。故需定期监测血钾,并服用含钾高的食物,如橘子、香蕉、肉、蛋、谷类。有时药物补钾需终身服用,以防低血钾发生。饮食中注意多食含水量多、易消化、高蛋白、高维生素的食物。

(6)观察日夜尿量并记录,观察排尿时有无尿频、尿急、尿痛。每天应清洗会阴部,以防止泌尿系统感染。

(7)病变累及鼻、气管、肺等可引起咽干、慢性咳嗽、肺纤维化,可用雾化吸入,加强扩胸运动,学会正确咳痰方法,预防肺部感染。

(8)预防感冒,流行期应尽量少到公共场所,避免感冒。室内应定时开窗通风,时间 15～30 分钟,保证房间的湿度适宜。

(9)了解激素及免疫抑制剂的不良反应。遵医嘱服药,不可擅自停药、减量、加量。明白规律用药的意义。

(10)应定期复查,随时了解自己疾病的情况,学会自我认识疾病活动的征象,配合治疗,遵从医嘱,定期随诊。懂得长期随访的必要性。

# 第五章

# 康复科护理

# 第一节 脑 卒 中

脑卒中是脑中风的学名,是一种突然起病的脑血液循环障碍性疾病,又叫脑血管意外。其中缺血性脑卒中又称为脑梗死,包括脑血栓形成、脑栓塞和腔隙性脑梗死等。出血性脑卒中包括脑出血和蛛网膜下腔出血。

由于脑损害的部位、范围和性质不同,脑卒中发病后的表现不尽相同,多见一侧上下肢瘫痪无力,肌肤不仁,口眼㖞斜,时流口水,面色萎黄,舌强语謇。久之,则肢体逐渐痉挛僵硬,拘急不张,甚则肢体出现失用性强直、挛缩,进而导致肢体畸形和功能丧失等。可分为运动功能障碍、感觉功能障碍、言语功能障碍、认知障碍、心理障碍以及各种并发症,其中运动功能障碍以偏瘫最为常见。

传统医学认为本病的发生,主要因素在于患者平素气血亏虚,心、肝、肾三脏阴阳失调,兼之忧思恼怒,或饮酒饱食,或房室劳累,或外邪侵袭等因素,以致气血运行受阻,经脉痹阻,失于濡养;或阴亏于下,肝阳暴涨,阳化风动,血随气逆,夹痰夹火,横窜经络,蒙闭清窍而猝然仆倒,半身不遂。

传统康复疗法主要以针灸、推拿、中药和传统运动疗法等为手段,从而减轻结构功能缺损(残损)程度,在促进患者的整体康复方面发挥重要作用。

**一、康复评定**

**(一)现代康复评定方法**

1.整体评定内容

(1)全身状态的评定:包括患者的全身状态、年龄、并发症、主要脏器的功能状态和既往史等。

（2）功能状态的评定：包括意识、智能、言语障碍、神经损害程度及肢体伤残程度等。

（3）心理状态的评定：包括抑郁症、焦虑状态和患者个性等。

（4）患者本身素质及所处环境条件的评定：包括患者爱好、职业、所受教育、经济条件、家庭环境、患者与家属的关系等。

（5）其他：对其丧失功能的自然恢复情况进行预测。

2.具体康复评定

脑卒中康复评定是脑卒中康复的重要内容和前提，它对康复治疗目标和康复治疗效果起着决定作用，且有利于评估其预后。原则上，在脑卒中早期就应进行评定，之后应定期评定。康复评定涉及的内容包括有脑损害严重程度、脑卒中的功能障碍、言语功能、认知障碍、感觉、心理、步态分析、日常生活活动能力等评定。

**（二）传统康复辨证**

1.病因、病机

中医认为本病的发生多因肝肾阴虚，肝阳偏亢，肝风内动为其根本，当风阳暴涨之际，夹气、血、痰、火，上升于巅，闭塞清窍，以致猝然昏迷，横窜经络，气血瘀阻，形成脑卒中。

2.辨证分型

临床上常将本病分为中脏腑与中经络两大类。中脏腑者，病位较深，病情较重，主要表现为神志不清，半身不遂，并且常有先兆及后遗症状出现。中经络者，病位较浅，病情较轻，一般无神志改变，仅表现为口眼㖞斜，语言不利，半身不遂。具体证型如下。

（1）风痰入络：肌肤不仁，手足麻木，突然发生口眼㖞斜，语言不利，口角流涎，舌强语謇，甚则半身不遂，或兼见手足拘挛，关节酸痛等症，舌苔薄白，脉浮数。

（2）阴虚风动：平素头晕耳鸣，腰酸，突然发生口眼㖞斜，言语不利，甚或半身不遂，舌红苔腻，脉弦细数。

（3）气虚血瘀：半身不遂，肢软无力，或见肢体麻木，患侧手足水肿，语言謇涩，口眼㖞斜，面色萎黄，或黯淡无华，舌色淡紫，瘀斑瘀点，苔白，脉细涩无力。

（4）风阳上扰：平素头晕头痛，耳鸣目眩，突然发生口眼㖞斜，舌强语謇，或手足重滞，甚则半身不遂等症，舌红苔黄，脉弦。

## 二、康复策略

### (一)目标

脑卒中康复目标是采用一切有效的措施预防脑卒中后可能发生的残疾和并发症(如压疮、泌尿道感染、深静脉血栓形成等),改善受损的功能(如运动、语言、感觉、认知等),提高患者的日常活动能力和适应社会生活的能力。

### (二)治疗原则

(1)只要患者神志清楚,生命体征平稳,病情不再发展,48 小时后即可进行康复治疗。

(2)康复治疗注意循序渐进,需脑卒中患者的主动参与及家属的配合,并与日常生活和健康教育相结合。

(3)采用综合康复治疗,包括物理因子治疗、运动治疗、作业治疗、言语治疗、心理治疗、传统康复治疗和康复工程等。

(4)康复与治疗并进。脑卒中的特点是障碍与疾病共存,故康复应与治疗同时进行,并给予全面的监护与治疗。

(5)重建正常运动模式。在急性期,康复运动主要是抑制异常的原始反射活动(如良好姿位摆放等),重建正常运动模式;其次才是加强肌力的训练。脑卒中康复是一个改变"质"的训练,旨在建立患者的主动运动,保护患者,防止并发症的发生。

(6)重视心理因素。严密观察脑卒中患者有无抑郁、焦虑情绪,它们会严重影响康复治疗的进行和效果。

(7)预防复发,即做好二级预防工作,控制危险因素。

(8)根据患者功能障碍的具体情况,采取合理的药物治疗和必要的手术治疗。

(9)坚持不懈,康复是一个持续的过程,重视社区及家庭康复。

偏瘫恢复的不同阶段治疗方法不同。软瘫时以提高患侧肌张力、促进随意运动产生为主要治疗原则;痉挛时要注意降低肌张力,而在本阶段不恰当的针刺治疗易引起肌张力增高,故应特别注意。

## 三、康复治疗方法

脑卒中的传统康复疗法包括针灸、推拿、中药内服、中药熏洗和气功疗法等,既可单独使用,也可联合应用。多种康复疗法的综合应用,可以优势互补、提高疗效。药物与针灸结合是最常用的康复疗法,体针和头针结合也得到了普遍认可。推拿疗法在改善痉挛状态方面有独特的优势。在康复过程中应特别重视针灸对肌张力的影响。故传统康复技术与现代康复技术的配合应用,可提高脑卒中康复治疗的有效率。

### (一)推拿治疗

以舒筋通络、行气活血为原则,病程长者须辅以补益气血、扶正固本。重点选取手、足阳明经脉及腧穴。推拿对于抑制痉挛、缓解疼痛、防止关节挛缩、促进随意运动恢复都有良好作用。

在偏瘫的不同阶段,应采用不同的推拿手法。如在偏瘫弛缓期,多采用兴奋性手法提高患肢肌张力,促使随意运动恢复。可在肢体上进行擦、揉、捏、拿、搓、点、拍等手法。痉挛期,则多采用抑制性手法控制痉挛,一般用较缓和的手法,如揉、摩、捏、拿、擦、擦手法,治疗时间宜长,使痉挛肌群松弛。但不恰当的手法可能会增强肌张力,进一步限制肢体功能的恢复,须特别注意。操作方法如下。

(1)患者取俯卧位(若不能俯卧或较久俯卧者可改为侧卧位,患侧在上),医师立于患侧。从肩部起施以掌根按揉法,自肩后、上背、经竖脊肌而下至腰骶部,上下往返多次按背腰部肌肉。在按压背俞穴基础上,重点按压膈俞、肝俞、三焦俞、肾俞等及督脉大椎、筋缩、腰阳关等穴,约5分钟。

(2)继以上体位,在患侧臀部施掌根按揉法和按压环跳、八髎等穴相结合,并配合做髋关节内、外旋转的被动运动。按压承扶、殷门、委中、承山诸穴;掌根按揉股后、腘窝、小腿后屈肌群;重点是拿、捻跟腱并配合踝关节背伸的被动运动,总共5～6分钟。

(3)患者仰卧位,医师立于患侧。先掌根按揉三角肌,指揉肩三穴,拿三角肌、肱二头肌、肱三头肌,以肱三头肌为主,并配合肩关节外展、外旋、内旋、内收、前屈等被动运动。继而指揉曲池、手三里,拿前臂桡侧肌群和前臂尺侧肌群,配合肘关节屈伸的被动运动;再指揉外关、阳池,拿合谷,按揉大、小鱼际肌,指揉掌侧骨间肌和背侧骨间肌,配合腕关节屈伸、尺偏、桡偏的被动运动;捻、摇诸掌指、指间关节,总共约5分钟。

(4)继以上体位,先在股前、外、内三侧分别施掌根按揉法,按压髀关、伏兔、风市、血海诸穴,拿股四头肌,拿股后肌群,拿股内收肌群,并配合髋关节屈伸和环转的被动运动。以掌根按揉股骨,指揉内外膝眼、阳陵泉、足三里、绝骨、太溪、昆仑诸穴,拿小腿腓肠肌,配合膝关节屈伸的被动运动。再指揉解溪、涌泉及诸骨间肌,抹、捻诸足趾,并配合踝关节及诸足趾的摇法,共5～6分钟。

(5)继以上体位,抹前额,扫散两侧颞部,按揉百会、四神聪,拿风池结束治疗。

### (二)针灸治疗

以疏通经络、调畅气血、醒脑开窍为原则,可选用体针或头皮针法。

**1.体针法**

(1)对中风脑出血闭证,以取督脉、十二井穴为主,用毫针泻法及三棱针点刺井穴出血。口眼㖞斜者,初起单取患侧,久病取双侧,先针后灸,选地仓、颊车、合谷、内庭、承泣、阳白、攒竹等穴。半身不遂者初病可单刺患侧,久病则刺灸双侧,初病宜泻,久病宜补,选肩髃、曲池、合谷、外关、环跳、阳陵泉、足三里。

(2)阳闭痰热盛者选穴:水沟、十二井、风池、劳宫、太冲、丰隆,十二井穴点刺放血,其他穴针用泻法,不留针。

(3)阴闭痰涎壅盛者选穴:丰隆、内关、三阴交、水沟,针用泻法,每天1次,留针10分钟。

(4)中风,并发高热、血压较高者选穴:十宣、大椎、曲池。十宣点刺放血,其他穴针用泻法,每天1次,不留针。

(5)血压较高者选穴:曲池、三阴交、太冲、风池、足三里、百会,针用泻法,每天1次,留针10~20分钟。

(6)语言不利选穴:哑门、廉泉、通里、照海,强刺激,每天1次,不留针。

(7)口眼㖞斜者选穴:翳风、地仓、颊车、合谷、牵正、攒竹、太冲、颧髎,强刺激,每天1次,留针20~30分钟。

(8)石氏醒脑开窍法。

主穴:双侧内关、人中、患侧三阴交。

副穴:患肢极泉、尺泽、委中。

配穴:根据合并症的不同,配以不同的穴位。吞咽障碍配双侧风池、翳风、完骨;眩晕配天柱等。

操作方法如下。①主穴:先针刺内关,直刺0.5~1寸,采用提插捻转结合的手法,施手法1分钟,继刺人中,向鼻中隔方向斜刺0.3~0.5寸,采用雀啄手法,以流泪或眼球湿润为度,再刺三阴交,沿胫前内侧缘与皮肤呈45°角斜刺,进针0.5~1寸,采用提插针法。针感传到足趾,下肢出现不能自控的运动,以患肢抽动3次为度。②副穴:极泉穴,原穴沿经下移2寸的心经上取穴,避开腋毛,术者用手固定患侧肘关节,使其外展,直刺0.5~0.8寸,用提插泻法,患者有麻胀并抽动的感觉,以患肢抽动3次为度。尺泽穴取法应屈肘,术者用手拖住患侧腕关节,直刺 0.5～0.8 寸,行提插泻法,针感从肘关节传到手指或手动外旋,以手动 3 次为度。委中穴,仰卧位抬起患侧下肢取穴,医师用左手握住患者踝关节,医者肘部顶住患肢膝关节,刺入穴位后,针尖向外 15°,进针 1.0～1.5 寸,用提插泻法,以下肢抽动 3 次为度。印堂穴向鼻根方向进针 0.5 寸,同样用雀啄泻法,最好能达到两眼流泪或湿润,但不强求;后用 3 寸毫针上星透百会,高频率(>120 转/分)捻针,有明显酸胀感时留针;双内关穴同时用捻转泻法行针 1 分钟。每周 3 次。

治疗时可结合偏瘫不同时期的特点采用不同的治疗方法。如偏瘫 Brunnstrom 运动功能恢复分期,在出现联合反应之前,采用巨刺法,即针刺健侧;出现联合反应但尚无自主运动时,采用针刺双侧的方法;当患肢出现自主运动之后,则采用针刺患侧。巨刺法可促进联合反应和自主运动的出现。但有些脑卒中患者病变范围较广,巨刺法虽可诱发出联合反应,然而促使其出现明显的自主运动仍然比较困难。

**2.头皮针法**

选择焦氏头针,按临床体征选瘫痪对侧的刺激区。运动功能障碍选运动区,感觉障碍选感觉区,下肢感觉运动功能障碍选用足运感区,肌张力障碍选舞蹈震颤控制区,运动性失语选言语 1 区,命名性失语选言语 2 区,感觉性失语选言语 3 区,完全性失语取言语 1～3 区,失用症选运用区,小脑性平衡障碍选平衡区。

操作方法:消毒,针与头皮呈 30°斜刺,快速刺入头皮下推进至帽状腱膜下层,待指下感到不松不紧而有吸针感时,可行持续快速捻转 2～3 分钟,留针 30 分钟或数小时,期间捻转 2～3 次。行针及留针时嘱患者活动患侧肢体(重症患者可做被动活动)有助于提高疗效。急性期每天 1 次,10 次为 1 个疗程,恢复期和后遗症期每天或隔天 1 次,5～7 次为 1 个疗程,中间休息 5～7 天再进行下一疗程。

不管是体针还是头针治疗,均可加用电针以提高疗效,但须注意选择电针参数。一般软瘫可选断续波,电流刺激后可见肌肉出现规律性收缩为度。痉挛期选密波,电流强度以患者耐受且肢体有细微颤动为度。通电时间面部 10～20 分钟,其他部位 20～30 分钟为宜。灸法、皮肤针法、拔罐疗法等也可用于偏瘫治疗,但临床上应用相对较少。

**(三)传统运动疗法**

中风先兆或症状较轻者,可选择练习八段锦、易筋经、五禽戏等功法。通过躯体活动促进气血的运行,调畅气机,舒缓病后抑郁情绪。运动量可根据各人具体情况而定,一般每次练习 20～30 分钟,每天 1～2 次,30 天为 1 个疗程。

### (四)其他传统康复疗法

包括中药疗法、刮痧疗法等。

#### 1.中药疗法

包括中药内服、中药外治和中医养生保健等方法。

(1)中药内服:络脉空虚,风邪入中,选用大秦艽汤加减;肝肾阴虚,风阳上扰,选用镇肝熄风汤加减;气虚血瘀,脉络瘀阻,可选补阳还五汤加减;肝阳上亢,痰火阻络,选用天麻钩藤饮加减;邪壅经络,选用羌活胜湿汤加减;痰火阻络,选用涤痰汤加减;肝风内动,选用四物汤合芍药甘草汤加减;气血两虚,选用八珍汤加减。风痰阻络,选用解语汤;也可选用大活络丸、人参再造丸、消栓再造丸、华佗再造丸、脑络通胶囊和银杏叶片等中成药。

(2)中药外治。①中药熏洗经验方:制川乌、制草乌、麻黄、桂枝、海桐皮各15 g,泽兰、伸筋草、艾叶、透骨草、牛膝、鸡血藤、千年健各 30 g,大黄粉(后下)20 g,生姜 60 g,芒硝 90 g,肉桂 6 g。使用方法:将上方约加水 3 000 mL 煎成500 mL 药液兑入浴缸中进行药浴,或放入熏蒸床局部熏蒸,水温应保持在 42 ℃左右。②中药热敷法:取"温经散寒洗剂"(每 1 000 mL 药液中含千年健、川芎、红花、当归、桂枝各 100 g,乳香、没药、苏木各 60 g)适量,用清水稀释 3 倍后,放入毛巾煮沸。待湿毛巾温度下降到 41~43 ℃时,将其敷于患侧肢体,外包裹塑料薄膜保温,10 分钟后更换 1 次毛巾(治疗后配合被动运动疗效更佳)。每天1 次,20 次为 1 个疗程。

(3)中医养生保健。①药补:可选服一些有助降压、降脂及提高机体免疫功能的中药和中成药,如山楂、枸杞子、冬虫夏草等。中成药有杞菊地黄丸、六味地黄丸、华佗再造丸等。②食补:新鲜蔬菜、水果、豆制品、萝卜、海带及含丰富蛋白质的鸡、鸭、鱼类等。③生活起居:注意劳逸结合,起居要有规律,要保证有效地休息和充足的睡眠,保持心情舒畅,情绪稳定,要顺应气候变化,注意冷暖变化而随时更衣。

#### 2.刮痧疗法

患者取坐位或侧卧位。治疗师以中等力度刮头部整个区域,即从前发际刮至后发际,从中间至两侧,5~10 分钟;项背部、上肢部、下肢部涂上刮痧介质,项背部刮风池至肩井穴区域,上肢部刮肩髃、曲池、手三里、外关至合谷穴,下肢部刮环跳至阳陵泉、足三里、解溪、太冲穴,刮痧力度适中,刮至局部潮红为度。每天刮治 1 次,20 次为 1 个疗程。

**四、护理要点**

(1)平时在饮食上宜食清淡易消化之物,忌肥甘厚味、辛辣刺激之品,并禁烟酒,保持心情舒畅,做到起居有常,饮食有节,避免疲劳,以防止卒中和复中;若有高血压家族史者,进入中年后尤要注意养生,注意检查血压、血脂等指标的变化。

(2)既病之后,加强护理。中脏腑昏迷时,须密切观察病情变化,尤其面色、呼吸、汗出等,以防向闭脱转化。加强口腔护理,及时清除痰涎,喂服或鼻饲中药时应少量多次频服。

(3)恢复期要加强偏瘫肢体的被动活动,进行各种功能锻炼,并配合针灸推拿、理疗等.偏瘫严重者,防止患肢受压而发生变形。语言不利者,宜加强语言锻炼。长期卧床者,床铺被褥须平整干燥,保护局部皮肤,防止发生压疮。

(4)本病日常饮食调养非常重要。平素宜多选食木耳、莲藕、芹菜、白萝卜、苦瓜、玉米、山楂、核桃、蜂蜜、大蒜、雪梨等具有降脂、降压、软化血管和补益作用的食物。血压高者,最好不吃公鸡,因多有引发动风之虞。

# 第二节　脑性瘫痪

小儿脑性瘫痪简称脑瘫,是自受孕开始至婴儿期非进行性脑损伤和发育缺陷所导致的综合征,主要表现为运动障碍及姿势异常,是小儿时期常见的中枢神经障碍综合征。现代医学认为本病的病因是多种因素造成的。而其中早产、窒息、核黄疸是本病的三大原因。

脑性瘫痪的主要功能障碍可表现为以下症状。①运动功能障碍:可出现痉挛、共济失调、手足徐动、帕金森病、肌张力降低等。②言语功能障碍:可表现为口齿不清,语速及节律不协调,说话时不恰当地停顿等。③智力功能障碍:可表现为智力低下。④其他功能障碍:包括发育障碍、精神障碍、心理障碍、听力障碍等。

本病在传统医学中属于"五迟""五软""五硬"和"痿证"的范畴。五迟是指立迟、行迟、发迟、齿迟、语迟;五软是指头颈软、口软、手软、脚软、肌肉软;五硬是指头颈硬、口硬、手硬、脚硬、肌肉硬。现代康复临床上按运动功能障碍的特点一般将本病分为痉挛性、不随意运动型、强直性、共济失调型、肌张力低下型和混合型。按瘫痪部位可将本病分为单瘫、双瘫、偏瘫、三肢瘫和四肢瘫。

## 一、康复评定

### (一)现代康复评定方法

(1)粗大运动功能评定:常采用 GMFM 量表。

(2)肌张力评定:包括静止性肌张力测定(肌肉形态、硬度、关节伸展度等)、姿势性肌张力测定、运动性肌张力测定。

(3)肌力评定:多用徒手肌力检查法(manual muscle testing,MMT)。

(4)关节活动度评定。

(5)智能评定:包括智力测验(常用韦氏幼儿智力量表、韦氏儿童智力量表、盖塞尔发育量表等)、适应行为测验。

(6)反射发育评定:包括原始反射、病理反射、平衡反射等。

(7)姿势与运动发育评定。

(8)日常生活能力评定。

(9)其他评定:包括一般状况评定、精神评定、感知评定、认知能力评定、心理评定、言语评定、听力评定、步态分析等。

### (二)传统康复辨证

#### 1.病因病机

主要有 3 个方面。一是先天不足,多因父母精血亏虚、气血不足或者近亲通婚,导致胎儿先天禀赋不足、精血亏虚,不能濡养脑髓;母体在孕期营养匮乏、惊吓或是抑郁悲伤,扰动胎儿,以致胎儿发育不良;先天责之于肝肾不足,胎元失养,致筋骨失养,肌肉萎缩,日久颓废。二是后天失养,多因小儿出生,禀气怯弱,由于护理不当致生大病,伤及脑髓,累及四肢;后天责之于脾,久病伤脾,痰浊内生,筋骨肌肉失于濡养,日渐颓废。脑髓失养,而致空虚。三是其他因素,多为产程中损伤脑髓,或因脑部外伤、瘀血内阻、邪毒侵袭、高热久病、正虚邪盛,营血耗伤,伤及脑髓而致。

#### 2.四诊辨证

通过四诊,临床一般将本病分为以下 3 型。

(1)肝肾不足型:发育迟缓,智力低下,五迟,面色无华,神志不清,精神呆滞,常伴有龟背、鸡胸、病久则肌肉萎缩,动作无力,舌淡苔薄,指纹色淡。

(2)瘀血阻络型:精神呆滞,神志不清,四肢、颈项及腰背部肌肉僵硬,活动不灵活、不协调,舌淡有瘀斑瘀点,苔腻,脉滑。

（3）脾虚气弱型：面色无华，形体消瘦，五软，智力低下，神疲乏力，肌肉萎缩，舌淡，脉细弱。

### 二、康复策略

为促进患儿正常的运动发育，抑制异常运动模式和姿势，最大限度地恢复功能，小儿脑瘫的康复应做到早诊断、早治疗，才能达到较好的康复效果。目前主要针对患儿的运动障碍采取综合治疗。在整体康复中，中国传统康复疗法有着举足轻重的作用。脑瘫的康复是一个长期复杂的过程，需要在中西医结合的理论指导下，医师、治疗师、护士、家长共同努力完成。

脑瘫传统康复治疗的目的主要在于减轻功能障碍，提高生活质量。大多以针灸、推拿为主要手段。针灸可以有效改善脑血流速度，促进脑组织的血液供应，从而进一步改善中枢神经功能，促进康复。有效的推拿方法对于运动和姿势异常而引发的继发性损害如关节挛缩等有良好的预防和康复治疗作用。

### 三、康复治疗方法

#### （一）针灸治疗

以疏通经络、行气活血、益智开窍为原则。《素问·痿论》提出"治痿独取阳明"的治法，常选取手足阳明经腧穴进行针刺，辅以头部腧穴。一般选择毫针刺法、灸法、头皮针法等。

1.毫针刺法

主穴：四神聪、百会、夹脊、三阴交、肾俞。

配穴：肝肾不足加太溪、关元、阴陵泉、太冲；瘀血阻络加风池、风府、血海、膈俞；脾虚气弱加脾俞、气海；上肢瘫痪加肩髃、肩髎、肩贞、曲池、手三里、合谷、外关；下肢瘫痪加伏兔、血海、环跳、承山、委中、足三里、阳陵泉、解溪、悬钟、太冲、足临泣；言语不利加廉泉、哑门、通里；足下垂加昆仑、太溪；颈软加天柱、大椎；腰软加腰阳关；斜视加攒竹；流涎加地仓、廉泉；听力障碍加耳门、听宫、听会、翳风。

具体操作：选用 28 号毫针针刺。一般每次选 2～3 个主穴，5～6 个配穴，平补平泻。廉泉向舌根方向刺 0.5～1 寸；哑门向下颌方向刺 0.5～0.8 寸，不可深刺，不可提插。每天或隔天 1 次，留针 15 分钟，15 次为一个疗程，停 1 周后，再继续下一个疗程。

2.灸法

选取四神聪、百会、夹脊、足三里、三阴交、命门、肾俞，上肢运动障碍配曲池、手三里、合谷、后溪；下肢运动障碍配环跳、足三里、阳陵泉、解溪、悬钟。使用艾条进行雀啄灸，每天 1 次，皮肤红晕为度；或者隔姜灸，每次选用 3～5 个腧穴，每穴灸 3～10 壮，每天或隔天 1 次，10 次为一个疗程。

### 3.头皮针疗法

运动功能障碍取健侧相应部位的运动区；感觉功能障碍取健侧相应部位的感觉区；下肢功能运动和感觉障碍配对侧足运感区；平衡功能障碍配患侧或双侧的平衡区。听力障碍取晕听区；言语功能障碍，配言语 1、2、3 区（具体为运动性失语选取运动区的下 2/5；命名性失语选取言语 2 区；感觉性失语选取言语 3 区）。

具体操作：一般用 1 寸毫针，头皮常规消毒，沿头皮水平面呈 30°角斜刺，深度达到帽状腱膜下，再压低针身进针，捻转，平补平泻，3 岁以内患儿不留针，每天 1 次，10 次为一个疗程。

### (二)推拿治疗

以疏通经络、强健筋骨、醒神开窍为原则。常采用分部操作和对症操作。一般先用点法、按法、揉法、运法、扫散法等，然后被动活动四肢关节。

### 1.分部操作

包括上肢功能障碍和下肢功能障碍。

(1)上肢功能障碍：在患儿上肢内侧及外侧施以推法，从肩关节至腕关节，反复 3～5 次；按揉合谷、内关、外关、曲池、小海、肩髃、天宗 5 分钟，拿揉上肢、肩背部 3～5 次，拿揉劳宫、极泉各 3～5 次；摇肩、肘及腕关节各 10 次；被动屈伸肘关节及掌指关节各 10 次；捻手指 5～10 次，揉搓肩部及上肢各 3～5 次。

(2)下肢功能障碍：在患儿下肢前内侧和外侧施以推法，自上而下操作 3～5 遍；按揉内外膝眼、足三里、阳陵泉、环跳、委阳、委中、昆仑、太溪、涌泉 10 分钟；拿揉股内收肌群、股后肌群、跟腱各 3 分钟，反复被动屈伸髋关节、膝关节、踝关节 3～5 次；擦涌泉，以透热为度。

### 2.对症操作

包括智力障碍、大小便失禁、关节挛缩。

(1)智力障碍：开天门 50～100 次，推坎宫 50～100 次，揉太阳 50～100 次，揉百会、迎香、颊车、下关、人中各 50 次；推摩两侧颞部 50 次，推大椎 50 次；拿风池 5 次，拿五经 5 次；按揉合谷 50 次，拿肩井 5 次。

(2)大小便失禁：在患儿腰背部双侧膀胱经、督脉施以推法，反复操作 3～5 遍；擦肾俞、命门、八髎，以透热为度；按揉中脘、气海、关元、中极、足三里、三阴交各 5 分钟；摩腹 5～10 分钟，擦涌泉 50 次。

(3)关节挛缩:取挛缩关节周围的腧穴,点按法操作并结合关节活动。动作由轻到重,切忌粗暴,宜循序渐进。患肢疼挛者,应由轻到重进行掐按。肌肉萎缩、食欲差及体弱者,可在胸腹部拍打、推揉。上肢屈肌肌张力增高、屈曲者,可轻揉上肢前群肌肉,被动活动上肢,外展外旋肩关节,伸展肘、腕关节,伸展手指,改善肩、肘、腕等关节挛缩;下肢内收肌肌张力增高、伸展者,拿揉、揉搓大腿内侧肌群,减轻肌痉挛,被动活动下肢,外旋外展髋关节,屈曲膝关节,改善髋、膝关节挛缩;足尖走路者,被动背伸踝关节,牵拉挛缩肌腱,缓慢用力,避免诱发踝阵挛。

**(三)其他传统康复疗法**

一般包括中药疗法、足部按摩疗法等。

**1.中药疗法**

临床常用内服、外治两种方法。

(1)中药内服:肝肾不足型可选用六味地黄丸加减;瘀血阻络型可选用通窍活血汤加减;脾虚气弱型可选用调元散和菖蒲丸加减。对特殊并发症者则选择针对性的方药治疗。癫痫者可选用紫石汤、定痫丸、紫河车丸加减;斜视者可选用小续命汤、六君子汤合正容汤、养血当归地黄汤加减等;智力低下者可选用调元散、十全大补汤、涤痰汤、小柴胡汤加减等;失语者可选用菖蒲丸、木通汤、肾气丸、羚羊角丸、涤痰汤等。

(2)中药外治:常用的是中药熏洗方法。选择具有通经活血、祛风通络作用的药物组方。目的是促进局部血液循环,提高治疗效果。常选用红花 10 g、钻地风 10 g、香樟木 50 g、苏木 50 g、老紫草 15 g、伸筋草 15 g、千年健 15 g、桂枝 15 g、路路通 15 g、乳香 15 g、没药 10 g、宣木瓜 10 g,加入清水煮沸,进行熏洗或用毛巾浸透药液进行局部热敷。注意水温,以防烫伤,对于皮肤知觉较差的患儿尤应注意。

**2.足部按摩疗法**

在患儿足底均匀涂抹按摩介质,如凡士林等。医者两手握足,两拇指相对于足底,其余四指握足背,两拇指由足跟到足趾进行全足放松,手法轻柔,操作 3～5 次,取肾上腺、大脑、小脑、脑垂体等部位进行重点刺激,以拇指点按 30～40 次,按揉 1 分钟,酸胀或微痛为度。再按上述放松手法操作,结束治疗。每天1 次,每次持续 20～30 分钟,10 次为一个疗程。

**四、护理要点**

(1)注意脑瘫儿童的饮食。少吃多吃。每天喝 1～2 次淡盐水来补充水和电解质。饮食应该高热量、高蛋白质、高脂肪、高纤维素,以及维生素和微量元素的均衡饮食。钙和维生素也应该补充,以防止骨脱钙和骨质疏松症。饮食应该有 4 个特点:腐烂、精细、新鲜和柔软。脑瘫婴儿脑细胞的发育离不开蛋白质、脂肪、碳水化合物、维生素和矿物质。

（2）由于婴儿运动系统、神经系统正处于发育阶段,异常姿势运动还没有固化,所以临床上对于小儿脑瘫的治疗,应做到早诊断、早治疗,以达到最好的康复效果。提倡在出生后即进行评估,如存在脑瘫发病高危因素,则立即进行干预治疗;出生后 3～6 个月内确诊,如确诊,综合康复治疗应立即进行。康复治疗最佳时间不要超过 3 岁,其方法包括躯体训练、技能训练、物理治疗、针灸治疗、推拿手法治疗等。

（3）针灸治疗本病有较好的疗效。毫针治疗关键在于选择腧穴和针刺补泻手法,选取腧穴多以阳明经穴和奇穴为主,针刺手法以补法和平补平泻为主;头皮针治疗刺激量不宜太大;灸法注意防止烫伤;痉挛型脑瘫患儿的痉挛侧不宜用电针治疗。

（4）有效的推拿方法对于运动和姿势异常而引发的继发性损害,如关节挛缩等有良好的预防和康复治疗作用。但应掌握手法的灵活运用,操作时手法宜轻柔,力度不宜过大,特别是对挛缩关节的操作,更应注意手法的力度和幅度。

# 第三节　面神经炎

面神经炎又称特发性面神经麻痹或 Bell 麻痹。常见病因多由病毒感染、面部受凉、神经源性病变、物理性损伤或中毒等引起一侧或者双侧耳后乳突孔内急性非化脓性面神经炎,受损的面神经为周围性,故在此以"周围性面神经麻痹"作重点介绍。本病以口眼㖞斜为主要特点,常在睡眠醒来时发现一侧面部肌肉板滞、麻木、瘫痪,额纹消失,眼裂变大,露睛流泪,鼻唇沟变浅,口角下垂歪向健侧,病侧不能皱眉、蹙额、闭目、露齿、鼓颊。部分患者初起时有耳后疼痛,还可出现患侧舌前 2/3 味觉减退或消失,听觉过敏等症。病程迁延日久,可因瘫痪肌肉出现挛缩,口角反牵向患侧,甚则出现面肌痉挛,形成"倒错"现象。发病急骤,以一侧面部发病为多,双侧面部发病少见。无明显季节性,多见于冬季和夏季,好发于 20～40 岁青壮年,男性居多。

本病属中医学之"口僻""面瘫""吊线风""口眼㖞斜""歪嘴风"等病证范畴。中医认为,"邪之所凑,其气必虚"。本病多由脉络空虚,风寒侵袭,以致经气阻滞,气血不和,瘀滞经脉,导致经络失于濡养,肌肉纵缓不收而发作。

颅内炎症、肿瘤、血管病变、外伤等多种病变累及面神经所致的继发性面神经麻痹与前者不同,不是本节讨论的对象。

## 一、康复评定

### (一)现代康复评定

**1.病史**

起病急,常有受凉吹风史,或有病毒感染史。

**2.表现**

一侧面部表情肌突然瘫痪、患侧额纹消失,眼裂不能闭合,鼻唇沟变浅,口角下垂,鼓腮,吹口哨时漏气,食物易滞留于患侧齿颊间,可伴患侧舌前 2/3 味觉丧失,听觉过敏,多泪等。

**3.损害部位**

耳后乳突孔以上影响鼓索支时,则有舌前 2/3 味觉障碍;若镫骨肌支以上部位受累时,除味觉障碍外,还可出现同侧听觉过敏;损害在膝状神经,可有乳突部疼痛,外耳道和耳郭部的感觉障碍或出现疱疹;损害在膝状神经节以上,可有泪液、唾液减少。

**4.脑 CT、MRI 检查**

均正常。

**5.实验室检查**

急性感染性(风湿、骨膜炎等)面神经麻痹者可有:①外周血白细胞及中性粒细胞升高;②血沉增快;③大多数患者脑脊液检查正常,极少数患者脑脊液的淋巴细胞和单核细胞增多。

**6.电生理检查**

肌电图(EMG)可显示受损的面肌运动单位对神经刺激的反应,测知面神经麻痹程度及有无失神经反应,对确定治疗方针和判定预后及可能恢复的能力很有价值。通常可进行动态观察,在发病 2 周左右,应列为常规检查。神经传导速度(MCV)是判断面神经受损最有意义的指标,它对病情的严重程度、部位以及鉴别轴索与脱髓鞘损害,均有很大帮助。此外,电变性检查对判定面神经麻痹恢复时间更为客观,发病早期即病后5～7天,采用面神经传导检查,对完全性面瘫的患者进行预后判定,患侧诱发的肌电动作电位 M 波波幅为健侧的 30% 或以上时,则 2 个月内可望恢复;如为 10%～30%,常需 2～8 个月恢复,并有可能出现合并症;如仅为 10% 或以下,则需 6～12 个月才能恢复,甚至更长时间,部分患者可能终生难以恢复,并多伴有面肌痉挛及联带运动等后遗症。病后 3 个月左右测定面神经传导速度有助判断面神经暂时性传导障碍,还是永久性的失神经支配。

### 7.功能障碍评定

面神经炎患侧功能障碍和面肌肌力的康复评定(表 5-1 和表 5-2)。

表 5-1　功能障碍分级

| 分级 | 肌力表现 |
| --- | --- |
| 0 | 相当于正常肌力的 0%,嘱患者用力使面部表情肌收缩,但检查者看不到表情肌收缩,用手触表情肌也无肌紧张感 |
| 1 | 相当于正常肌力的 10%,让患者主动运动(如皱眉、闭眼、示齿等动作),仅见患者肌肉微动 |
| 2 | 相当于正常肌力的 25%,面部表情肌做各种运动虽有困难,但主动运动表情肌有少许动作 |
| 3 | 相当于正常肌力的 50%,面部表情肌能做自主运动,但比健侧差,如皱眉比健侧眉纹少或抬额时额纹比健侧少 |
| 4 | 相当于正常肌力的 75%,面部表情肌能做自主运动,皱眉、闭眼等基本与健侧一致 |
| 5 | 相当于正常肌力的 100%,面部表情肌各种运动与健侧一致 |

表 5-2　肌力分级

| 分级 | 功能障碍情况 |
| --- | --- |
| Ⅰ | 正常 |
| Ⅱ | 轻度功能障碍,仔细检查才发现患侧轻度无力,并可察觉到轻微的联合运动 |
| Ⅲ | 轻、中度功能障碍,面部两侧有明显差别,患侧额运动轻微运动,用力可闭眼,但两侧明显不对称 |
| Ⅳ | 中、重度功能障碍,患侧明显肌无力,双侧不对称,额运动轻微受限,用力也不能完全闭眼,用力时口角有不对称运动 |
| Ⅴ | 重度功能障碍,静息时出现口角㖞斜,面部两侧不对称,患侧鼻唇沟变浅或消失,额无运动,不能闭眼(或最大用力时只有轻微的眼睑运动),口角只有轻微的运动 |
| Ⅵ | 全瘫,面部两侧不对称,患侧明显肌张力消失,不对称,不运动,无连带运动或患侧面部痉挛 |

**(二)传统康复辨证**

**1.病因、病机**

中医对本病多从"内虚邪中"立论,认为"经络空虚,风邪入中,痰浊瘀血痹阻经络,以致经气运行失常,气血不和,经筋失于濡养,纵缓不收而发病"。

**2.辨证**

(1)风寒侵袭:见于发病初期,面部有受凉史。症见口眼喎斜,伴头痛、鼻塞、面肌发紧,舌淡,苔薄白,脉浮紧。

(2)风热入侵:见于发病初期,多继发于感冒发热,症见口眼喎斜,伴头痛、面热,面肌松弛、耳后疼痛,舌红,苔薄黄,脉浮数。

(3)气血不足:多见于恢复期或病程较长的患者。症见口眼喎斜,日久不愈,肢体困倦无力,面色淡白,头晕等,舌淡,苔薄白,脉细无力。

## 二、康复治疗

面神经炎的中医治疗方法日趋多样化,有针灸、推拿、中药内服、外敷、皮肤针、电针、刺络拔罐、穴位注射、割治、埋线等。在临床中应注意诊断,及早治疗,充分发挥中医各种治法的优势,标本兼顾,内外治疗,并中西医结合,各取所长,以达到提高疗效、缩短病程、降低费用的良好效果。

**(一)一般治疗**

(1)治疗期间,可在局部用热毛巾热敷,每次10分钟,每天2次。

(2)眼睑闭合不全者,每天点眼药水2~3次,以防感染。

(3)患者应避免风寒侵袭,戴眼罩、口罩防护。

(4)患者宜自行按摩瘫痪的面肌,并适当地进行功能锻炼。

(5)治疗期间,忌长时间看电视、电脑,以防用眼过度,导致眼睛疲劳,影响疗效。

**(二)针灸治疗**

**1.毫针法**

治则:活血通络,疏调经筋。

处方:以面颊局部和手足阳明经腧穴为主。

主穴:阳白、四白、颧髎、攒竹、颊车、地仓、合谷(双)、翳风(双)。

随证配穴:风寒证加风池穴祛风散寒,风热证加曲池疏风泻热,鼻唇沟平坦加迎香,人中沟歪斜加人中、口禾髎,颏唇沟歪斜加承浆,味觉消失、舌麻加廉泉,乳突部疼痛加风池、外关,恢复期加足三里补益气血、濡养经筋。

### 2.电针法

取地仓、颊车、阳白、瞳子髎、太阳、合谷(双)等穴,接通电针仪,以断续波刺激 10~20 分钟,强度以患者面部肌肉微微跳动且能耐受为度。每天 1 次。适用于恢复期(病程已有 2 周以上)的治疗。

### 3.温针法

取地仓、颊车、阳白、四白、太阳、下关、牵正、合谷(双)等穴,将剪断的艾条(每段 1~1.5 cm)插到针柄上,使艾条距离皮肤 2~3 cm,将艾条点燃,持续温灸10~20 分钟,注意在艾条与皮肤之间放置一小卡片(4 cm×5 cm),防止烧伤皮肤,温度以患者有温热感且能耐受为度。每天 1 次。

操作要求如下。①初期:亦称"急性期",为开始发病的第 1~7 天,此期症状有加重趋势,此乃风邪初入,脉络空虚,正邪交争,治以祛风通络为主。此期宜浅刺,轻手法,不宜使用电针法过强刺激。②中期:亦称"平静期",为发病第 7~14天,此期症状逐渐稳定,乃外邪入里,络阻导致气血瘀滞,故治当活血通络。此期宜用中度刺激手法,可用电针法、温针法等强刺激手法。毫针法处方、随证配穴、操作等具体方法见上。其中电针法、温针法、穴位敷贴、穴位注射、皮肤针、耳针法等均可酌情选用。③后期:又称"恢复期",为发病 16 天至 6 个月,此后症状逐渐恢复,以调理气血为主。此期浅刺多穴多捻转有助促进面部微循环,营养面神经及局部组织,同时激活神经递质冲动,利于松肌解痉,恢复面肌正常运动,类似"补法",有别于初期浅刺泄邪之"泻法"。若辅以辨证配穴,补气益血、祛风豁痰,则更显相得益彰。毫针法处方、随证配穴、操作等具体方法见上。可酌情选用电针法、温针法、穴位敷贴、穴位注射、皮肤针、耳针法等。④联动期和痉挛期:发病6 个月以上(面肌连带运动出现以后),此期培补肝肾、活血化瘀、舒筋养肌、息风止痉。采用循经取穴配用面部局部三线法取穴针灸治疗。在电针法、温针法、穴位敷贴、穴位注射、皮肤针、耳针法无效下可选择手术治疗。

### (三)推拿治疗

### 1.治则

疏通经络,活血化瘀。

### 2.取穴及部位

印堂、风池、阳白、太阳、四白、睛明、迎香、地仓、颧髎、颊车、下关、听宫、承浆、合谷、翳风。

3.主要手法

一指禅推法、按揉法、抹法、揉法、擦法、拿法。

4.操作方法

以患侧颜面部为主,健侧做辅助治疗。首先患者取仰卧位,医者用一指禅推法自印堂穴开始,经阳白、太阳、四白、睛明、迎香、地仓、颧髎、下关至颊车,往返5～6遍。用双手拇指抹法自印堂穴交替向上抹至神庭穴,从印堂向左右抹至两侧太阳穴,从印堂穴向左右抹上下眼眶,自睛明穴向两侧颧骨抹向耳前听宫穴,从迎香穴沿两侧颧骨抹向耳前听宫穴,治疗约6分钟。指按揉牵正、承浆、翳风,每穴约1分钟。用大鱼际揉面部前额及颊部3分钟左右。在患侧颜面部向眼方向用擦法治疗,以透热为度。然后患者取坐位,用拿法拿风池、合谷穴各1分钟。

**(四)中药治疗**

根据中医辨证论治施以相应汤药,辅助针灸治疗,针药结合。

治则:祛风通络,化痰开窍。

方药:牵正散加减。白附子 6 g、僵蚕 20 g、全蝎 8 g、蜈蚣 2 条、法半夏 12 g、地龙 15 g。

随证加减:风寒侵袭者,加防风 6 g、羌活 12 g、荆芥 10 g、苏叶 6 g;风热入侵者,加银花 15 g、板蓝根 15 g、菊花 12 g、泽泻 12 g;气血不足者,加黄芪 15 g、党参 15 g、当归 10 g、天麻 15 g。

用法:水煎,每天一剂,分两次服。忌辛辣、生冷食物。

**(五)其他传统疗法**

1.拔罐疗法

适应于风寒袭络证各期患者。选取患侧的阳白、下关、巨髎、颧髎、地仓、颊车等穴位。采用闪火法,于每穴位区域将火罐交替吸附及拔下约 1 秒,不断反复,持续 5 分钟左右,以患侧面部穴位处皮肤潮红为度。每天闪罐 1 次,每周治疗 3～5 次,疗程以病情而定。根据病情,亦可辨证选取面部以外的穴位,配合刺络拔罐治疗。

2.穴位敷贴

选地仓、颊车、阳白、颧髎、太阳等穴。将马钱子锉成粉末 1～2 分,然后贴于穴位处,5～7 天换药 1 次;或用蓖麻仁捣烂加麝香少许,取绿豆粒大一团,敷贴穴位上,每隔 3～5 天更换 1 次;或用白附子研细末,加冰片少许做面饼,敷贴穴位,敷药后面部即有紧抽、牵拉、发热的感觉,一般持续 2～4 小时,以痊愈为度。

恢复期可取嫩桑枝 30 g,槐枝 60 g,艾叶、花椒各 15 g,煎汤频洗面部,先洗患侧,后洗健侧。

**3.穴位注射**

用维生素 $B_1$、维生素 $B_{12}$、胞磷胆碱、辅酶 Q 等注射液注射翳风、牵正等穴,每穴 0.5~1 mL,每天或隔天一次,以上穴位可交替使用。

**4.皮肤针**

用皮肤针叩刺阳白、太阳、四白、牵正等穴,以局部潮红为度。每天 1 次。适用于发病初期,或面部有板滞感觉等面瘫后遗症。

**5.耳针法**

取神门、交感(下脚端)、内分泌、口、眼、面颊区、下屏尖(肾上腺)等穴,毫针刺法,留针 20~30 分钟,每天 1 次,适用于面瘫的各期。

**6.西医治疗**

(1)激素治疗:泼尼松或地塞米松,口服,连续 7~10 天。

(2)改善微循环,减轻水肿:右旋糖酐-40 250~500 mL,静脉滴注 1 次/天,连续 7~10 天,亦可加用脱水利尿剂。

(3)物理疗法:红外线照射,超短波透热疗法,以助于改善局部血液循环,消除水肿。

(4)手术治疗:久治不愈(2 年以上)者可考虑外科手术治疗。

**三、护理要点**

(1)多食新鲜蔬菜、粗粮、黄豆制品、大枣、瘦肉等。

(2)平时面瘫患者需要减少光源刺激,如电脑、电视、紫外线等。

(3)需要多做功能性锻炼,如抬眉、鼓气、双眼紧闭、张大嘴等。

(4)每天需要坚持穴位按摩。

(5)睡觉之前用热水泡脚,有条件的话,做些足底按摩。

(6)面瘫患者在服药期间,忌辛辣刺激食物。如白酒、大蒜、海鲜、浓茶、麻辣火锅等。

(7)用毛巾热敷脸,每晚 3~4 次,勿用冷水洗脸,遇到寒冷天气时,需要注意头部保暖。

(8)应注意保持良好心情。心理因素是引发面神经麻痹的重要因素之一。面神经麻痹发生前,有相当一部分患者存在身体疲劳、睡眠不足、精神紧张及身体不适等情况。所以保持良好的心情,就必须保证充足的睡眠,并适当进行体育运动,增强机体免疫力。

（9）要注意面神经麻痹只是一种症状或体征,必须仔细寻找病因,如果能找出病因并及时进行处理,如重症肌无力、结节病、肿瘤或颞骨感染,可以改变原发病及面瘫的进程。面神经麻痹也可能是一些危及生命的神经科疾患的早期症状,如脊髓灰白质炎或 Guillian-Barre 综合征,如能早期诊断,可以挽救生命。

# 第四节　冠　心　病

冠状动脉粥样硬化性心脏病简称冠心病,是指由于冠状动脉功能性改变或器质性病变,引起冠脉血流和心肌需求之间不平衡而导致心肌缺血缺氧、心肌损害的一种心血管疾病。由于心肌供血障碍,心肌缺血,故本病又被称为"缺血性心脏病"。

现代医学认为,本病的病因大多是由于多种因素作用于不同环节而致冠状动脉粥样硬化。其中最重要的易患因素是高脂血症、高血压和吸烟,其次为肥胖、缺乏体力劳动、糖尿病、精神过度紧张等。

本病属中医"心痛""胸痹""厥心痛""真心痛""心悸""怔忡"等病的范畴。其病因多为年老体虚,饮食不当,情志失调,寒邪内侵。主要病机为心气不足、心阳不振,以致寒凝气滞、血瘀和痰浊阻滞心脉,影响气血运行而导致本病。其病位在心,与肝、脾、肾三脏功能失调有关。本病病理变化主要表现为本虚标实,虚实夹杂。本虚主要由心气虚、心阳虚、心阴虚、心血虚,且又可阴损及阳,阳损及阴,而表现为气阴两虚、气血两亏、阴阳两虚,甚至阳微阴竭、心阳外越;标实为气滞、寒凝、痰浊、血瘀,且又可以相互为病,如气滞血瘀、寒凝气滞、痰瘀交阻等。发作期多以标实为主,以血瘀最为突出;缓解期有心、脾、肾气血阴阳之亏虚,以心气虚为主。

## 一、康复评定

### (一)现代康复评定方法

### 1.病史
冠状动脉粥样硬化的病程较长。

2.症状

由于冠状动脉病变的部位、范围和程度的不同,本病有不同的临床表现。一般可分为 5 型。

(1)无症状性心肌缺血:无临床症状,但静息、动态时或负荷试验心电图有 ST 段压低,T 波降低、变平或倒置等心肌缺血的客观证据;或心肌灌注不足的核素心肌显像表现。

(2)心绞痛型:表现为发作性胸骨后疼痛,常有压迫、憋闷和紧缩感,可放射至左肩、左上肢内侧、左颈部、上腹部等部位,持续时间一般为数分钟、很少超过 30 分钟。心绞痛又可分为稳定型和不稳定型两类。稳定型心绞痛,常因劳累、情绪激动、饱食等增加心肌耗氧量的因素诱发,休息或舌下含服硝酸甘油后消失,病情相对稳定。不稳定型心绞痛与心肌耗氧量的增加无明显关系,而与冠状动脉血流储备量减少有关,一般疼痛程度较重,时限较长,并且含服硝酸甘油后不易缓解。

(3)心肌梗死型:为冠状动脉供血急剧减少或中断,导致局部心肌缺血性坏死所致,是冠心病中比较严重的类型。症状表现为持续性胸骨后剧烈疼痛、发热,甚至心律失常、休克、心力衰竭。

(4)缺血性心肌病:为长期心肌缺血导致心肌纤维化所引起。表现为心脏增大,心力衰竭和/或心律失常。

(5)猝死:突发心脏骤停而死亡,多为心脏局部发生电生理紊乱,传导功能发生障碍引起严重心律失常所致。

3.体征

冠心病心绞痛发作时常见心率增快、血压升高、表情焦虑、皮肤冷或出汗,有时出现第 4 或第 3 心音奔马律,可有暂时性心脏收缩期杂音,第 2 心音可出现逆分裂或出现交替脉。急性心肌梗死发生时患者血压可降低,心率增快,心音可出现异常。缺血性心肌病患者可出现心脏增大。

4.其他检查

临床常用的检查方法有代谢当量评定、心电运动负荷试验、心功能评定分级、六分钟步行试验等。

**(二)传统康复辨证**

1.病因病机

中医认为本病为本虚标实之证。本虚应区别阴阳气血亏虚之不同。心气不足可见心胸隐痛而闷,因劳累而发,伴心慌,气短,乏力,舌淡胖嫩,边有齿痕,脉沉细或结代；心阳不振可见胸痛、胸闷气短,四肢厥冷,神倦自汗,脉沉细；心阴亏虚可见隐痛时作时止,缠绵不休,动则多发,伴口干,舌淡红而少苔,脉沉细而数。标实又应区别气滞、痰浊、血瘀、寒凝的不同。气滞可见心胸闷重而痛轻,兼见胸胁胀满,善太息,憋气,苔薄白,脉弦；痰浊可见胸部窒闷而痛,伴唾吐痰涎,苔腻,脉弦滑或弦数；血瘀可见胸部刺痛固定不移,痛有定处,夜间多发,舌紫黯或有瘀斑,脉结代或涩；寒凝可见胸痛如绞,遇寒则发,或得冷加剧,伴畏寒肢冷,舌淡苔白,脉细。

2.四诊辨证

临床一般将本病分为以下 6 型。

(1)心血瘀阻型:可见心胸剧痛、痛处固定不移、入夜痛甚,伴见心悸不宁、舌质紫黯或有瘀点、脉沉涩。

(2)痰浊闭阻型:可见胸闷如室、痛引肩背、气短喘促、肢体沉重、体胖多痰、舌质淡胖、舌苔浊腻、脉弦滑。

(3)寒凝心脉型:可见胸痛彻背、感寒痛甚、胸闷气短、心悸喘息、不能平卧、面色苍白、四肢厥冷、舌苔薄白、脉沉细紧。

(4)心肾阴虚型:可见胸闷隐痛、心烦不寐、心悸盗汗、腰膝酸软、眩晕、耳鸣、舌红少津,或舌边有紫斑、脉细数或细涩。

(5)气阴两亏型:可见胸闷隐痛、时发时止,心悸短气、倦怠懒言,面色少华、头晕目眩、遇劳即甚、舌质偏红或有齿印、脉细无力或结代。

(6)阳气虚衰型:可见胸闷气短、胸痛彻背、心悸汗出、畏寒肢冷、腰酸乏力、面色苍白、唇甲青紫、舌质淡白或有紫黯、脉沉细或沉微欲绝。

**二、康复策略**

本病的传统康复疗法主要有中药、推拿、针灸、饮食、运动、心理康复等方法。对冠心病患者进行传统康复治疗,可以使患者恢复到最佳生理、心理、职业状态,防止冠心病或有易患因素的患者动脉粥样硬化的进展,减少冠心病猝死和再梗死的危险,并缓解心绞痛。最终达到延长患者生命,并恢复患者的活动和工作能力的目的。

**三、康复治疗方法**

**(一)中药疗法**

一般包括内服、外治和药膳等方法。

**1.内服法**

根据辨证结果,选择针对性的治疗原则和方药。

(1)心血瘀阻型:治以活血化瘀,通脉止痛,选取血府逐瘀汤加减。

(2)痰浊闭阻型:治以通阳泄浊,豁痰开结,选取瓜蒌薤白半夏汤加减。若痰浊郁而化热见痰黄黏、苔黄腻、大便干结者,可选取黄连温胆汤加减。

(3)寒凝心脉型:治以宣痹通阳,辛温散寒,选取瓜蒌薤白白酒汤加减。若心痛彻背,背痛彻心,肢冷喘息,脉象沉紧者,宜选用苏合香丸或心痛丸等以温通止痛。

(4)心肾阴虚型:治以滋阴补肾,养心安神,选取左归饮加减。

(5)气阴两虚型:治以益气养阴,活血通络,选取炙甘草汤加减。

(6)阳气虚衰型:治以温阳益气,活血通络,选取参附汤加减。若大汗淋漓,四肢逆冷,脉微欲绝者,是心阳欲脱之危证,可重用高丽参、熟附子、龙骨、牡蛎,以回阳救逆固脱。

**2.外治法**

(1)通心膏:药物组成为当归、丹参、王不留行籽、鸡血藤、葛根、延胡索、红花、川芎、桃仁、姜黄、郁金、三七、血竭、椿皮、穿山甲、乳香、没药、樟脑、冰片、木香、透骨草、人工麝香、硫酸镁。用法:将药膏敷贴于心俞和膻中,每次贴12～24 小时,隔天1次,15次为一个疗程。

(2)冠心止痛膏:药物组成为丹参、红花、当归、川芎、乳香、没药、丁香、降香、樟脑、冰片、人工麝香等。用法:将药膏敷贴于膻中、心俞、虚里,每次贴12～24 小时,每天1次,左右交替贴敷,15～30天为1个疗程,连用2～3个疗程。

**3.药膳**

(1)粳米粥:粳米100 g,薤白10 g,枳壳10 g,陈皮15 g,豆豉10 g,大枣8枚,生姜3片,具有行气宽中,通阳散结之功。

(2)山楂粥:山楂去核捣为细末30 g,桂皮末3 g,粳米50 g,具有宽胸化痰,消食下气之效。

(3)何首乌粥:何首乌30～60 g,粳米50 g,具有滋阴补虚,益气养血的作用。

(4)干姜粥:干姜、高良姜各3 g,粳米100 g,具有温补心脾的作用。

(5)葛根粥:葛根淀粉30 g,粳米100 g,具有生津止渴的作用。

(6)菊楂决明饮:菊花3 g,生山楂、草决明各15 g,泡水饮用,具有滋阴潜阳,活血清热的作用。

(7)红花酒:红花100 g,白酒500 g,密封浸泡两周后,饮用,每天50 mL,具有活血通脉的作用。

(8)丹参酒:丹参30 g,白酒500 g,使用方法和功效同红花酒。

**(二)推拿治疗**

阳虚者,取命门、脾俞、心俞、厥阴俞、内关等,用按揉手法,并在肾俞、大肠俞、命门加用擦法。阴虚者,可选用肾俞、肝俞、心俞、厥阴俞、三阴交、太溪等,用推、揉、按等手法。若气阴不足,可在阴虚取穴的基础上,加用足三里、气海等。对较长时间卧床的患者,可适当按摩全身,以疏通全身血脉,预防静脉血栓和压疮的形成。

另可按揉耳郭,注意点按心、胸、神门等,也可用胶布将王不留行籽贴于上述耳穴上,轻轻按压,每天数次。

对有条件做自我按摩者,可嘱其每天做冠心病按摩2~3次。①按胸胁:右手贴于左胸前,左手按在后胁位置,自上而下,反复按摩,然后再换另一侧,左右各9次。②按命门:两手大拇指置于腰前,四指尖贴于后背,呈反叉腰式,两中指微用力按摩18~36次。③擦涌泉:先用左手掌擦右足心,再用右手掌擦左足心,各做18~36次。④按摩至阳穴:患者取坐位或侧卧位,垂臂低头,操作者左手扶患者肩部,右手拇、示二指持硬币一枚,硬币边缘横放于至阳穴,适当用力按压。心绞痛发作时,按压该穴能迅速缓解疼痛,起效时间多在5~10秒,有效持续作用时间为20~25分钟,预防按压3~6分钟,可防止心绞痛。⑤按摩灵道穴:以拇指轻揉该穴1分钟,再重压按摩2分钟,最后以轻揉1.5分钟结束,每天1次,15天为1个疗程。

**(三)针灸治疗**

常用毫针刺法和艾灸进行治疗。

1.毫针刺法

以疏通经络,活血化瘀,行气止痛为原则。

主穴:膻中、内关、心俞、厥阴俞、鸠尾、巨阙。

配穴:心阴虚加三阴交、神门、太溪;心阳虚加素髎、大椎、关元;心气虚加气海、足三里;心脉痹阻配通里、乳根;痰浊内阻配丰隆、肺俞。

操作:平补平泻手法,每次选用4~5穴,交替使用,10次为1个疗程,1个疗程后休息3~5天,再进行下一个疗程的治疗。在针刺背部腧穴的同时可注意寻找敏感点进行针刺。

2.艾灸

对心阳不振、寒凝心脉者可用灸法。取血海、膈俞、曲池,每次每穴5~

10 壮,每天 1 次。

### (四)传统运动疗法

坚持适度而经常性的体育锻炼,可降低血脂,减少肥胖,增强体力,尤其是结合改变生活方式,减少冠心病易患因素后,能预防冠心病,并减少心肌梗死复发和猝死。如易筋经、八段锦、少林内功、六字诀、五禽戏等。

### 四、护理要点

#### (一)注意调摄精神,避免情绪波动

《灵枢·口问》指出:"心者,五脏六腑之大主也,故悲哀愁忧则心动"。故防治本病必须高度重视精神调摄,避免过于激动或喜怒忧思无度,保持心情平静愉快。

#### (二)注意饮食起居,寒温适宜

冠心病心绞痛的诱发或发生与气候异常变化、感受寒邪密切相关,故要避免寒冷,居处保持安静、通风、寒温适宜。

#### (三)注意饮食调节

冠心病患者应低盐低脂多纤维素饮食,以清淡为主,避免膏粱厚味,胆固醇的摄入量每天不应超过 300 mg,脂肪的摄入量不应超过总热量的 30%,其中饱和脂肪酸应控制在总热量的 10% 以下,因此,尽量少吃动物油、动物内脏、高脂奶制品及蛋黄、蔗糖等肥甘厚味,以植物油、豆类制品、新鲜蔬菜、水果为主,避免过饱。

#### (四)注意劳逸结合,坚持适当运动

冠心病出现症状的患者应立即卧床休息,缓解期要注意适当休息,保证充足睡眠,坚持力所能及的活动,做到动中有静。

#### (五)加强护理和监护

发病时应加强巡视,密切观察体温、呼吸、血压、脉搏及精神情志变化,必要时给予吸氧、心电监护,保持静脉通道通畅,并做好抢救准备。

# 第五节　慢性阻塞性肺疾病

慢性阻塞性肺疾病(COPD)是一种具有气流受限特征的肺部病证,气流受限不完全可逆,并呈进行性发作,与肺部对有刺激气体或有刺激颗粒的异常炎症反应有关。COPD与慢性支气管炎和肺气肿密切相关。当慢性支气管炎、肺气肿患者肺功能检查出现气流受限、并且不完全可逆时,即属COPD。如患者只有"慢性支气管炎"和/或"肺气肿",而无气流受限,则不能诊断为COPD,可将具有咳嗽、咳痰症状的慢性支气管炎视为COPD的高危期。

COPD属中医"哮证""喘证""肺胀"等疾病范畴,认为本病多因内伤久咳、支饮、哮喘、肺痨等慢性肺系疾患,迁延失治,痰浊潴留,气滞肺间,日久导致肺虚,复感外邪诱使病情发作加剧。

## 一、康复评定

### (一)现代康复评定方法

1.病史

COPD起病缓慢,病程较长。

2.症状

主要有慢性咳嗽、咳痰、喘息、胸闷、气短或呼吸困难等。同时,出现运动耐力下降,活动的范围、种类和强度减少甚至不能活动。

3.体征

本病早期体征不明显,随着病情的进展可出现桶状胸、呼吸变浅、频率加快、辅助呼吸肌活动增强。重症患者可出现呼吸困难或发绀。叩诊肺部过清音,心浊音界缩小,肺下界和肝浊音界下降。听诊两肺呼吸音减弱,呼气延长,平静呼吸时可闻及干啰音,肺底和其他部位可闻及湿啰音。

4.X线检查

肺容积增大,膈肌位置下移,双肺透亮度增加,肋间隙增宽,肋骨走行扁平,心影呈垂直狭长。

5.呼吸功能徒手评定分级

大多数COPD患者都不同程度存在呼吸困难,通过让患者做一些简单的动作或短距离行走,根据患者出现气短的程度可初步评定其呼吸功能。徒手评定一般分为 0～5 级(表5-3)。

**表 5-3  呼吸功能的徒手评定分级方法**

| 分级 | 表现 |
|---|---|
| 0 | 虽然不同程度的阻塞性肺气肿,但活动时无气短,活动能力正常,疾病对日常生活无明显影响 |
| 1 | 一般活动时出现气短 |
| 2 | 平地步行无气短,速度较快或登楼、上坡时,同龄健康人不觉气短而自己有气短 |
| 3 | 慢走 100 m 以内即有气短 |
| 4 | 讲话或穿衣等轻微活动时即有气短 |
| 5 | 安静时出现气短,不能平卧 |

### 6.肺功能测试

(1)用力肺活量(FVC):指深吸气至肺总量位,然后用力快速呼气直至残气位时的肺活量。

(2)第 1 秒用力呼气量($FEV_1$):为尽力吸气后尽最大努力快速呼气,第 1 秒所能呼出的气体容量。

临床评价通气功能障碍的两项主要指标为:$FEV_1$ 占预计值的百分比(即 $FEV_1\%$)和 $FEV_1$ 占 FVC 的百分比(即 $FEV_1/FVC$)。通过这两项指标来评价气流的阻塞程度,用于 COPD 肺功能的分级(表5-4)。

**表 5-4  肺功能的分级标准**

| 分级 | $FEV_1\%$ | $FEV_1/FVC(\%)$ |
|---|---|---|
| 基本正常 | >80 | >70 |
| 轻度减退 | 80～71 | 70～61 |
| 显著减退 | 70～51 | 60～41 |
| 严重减退 | 50～21 | ≤40 |
| 呼吸衰竭 | ≤20 | |

### 7.COPD 的严重程度分级

肺功能康复是 COPD 康复的主要内容,根据 COPD 全球倡议,将本病的严重程度分为 5 级(表5-5)。

**表 5-5  COPD 严重程度分级**

| 级别 | 分级标准 |
|---|---|
| 0(危险期) | 有慢性咳嗽、咳痰症状;肺功能正常 |
| Ⅰ(轻度) | 伴或不伴慢性咳嗽、咳痰症状;$FEV_1/FVC<70\%$,$FEV_1≥80\%$预计值 |

续表

| 级别 | 分级标准 |
| --- | --- |
| Ⅱ（中度） | 伴或不伴慢性咳嗽、咳痰、呼吸困难症状；$FEV_1/FVC < 70\%$，$30\% \leqslant FEV_1 < 80\%$预计值 |
| Ⅲ（重度） | 伴或不伴慢性咳嗽、咳痰、呼吸困难症状；$FEV_1/FVC < 70\%$，$30\% \leqslant FEV_1 < 85\%$预计值 |
| Ⅳ（极重度） | 伴慢性呼吸衰竭；$FEV_1/FVC < 70\%$，$FEV_1 < 30\%$预计值 |

8.COPD 病程分期

(1)急性加重期：在疾病过程中，短期内咳嗽、咳痰、气短和/或喘息加重、痰量增多，呈脓性或黏液脓性，可伴发热等症状。

(2)稳定期：患者咳嗽、咳痰、气短等症状稳定或症状轻微。

9.活动能力评定

(1)活动平板试验或功率车运动试验：通过活动平板或功率车进行运动试验可获得最大吸氧量、最大心率、最大代谢当量（MET）值、运动时间等量化指标来评定患者的运动能力，也可通过活动平板运动试验中患者主观劳累程度分级（Borg 分级）等半定量指标来评定患者的运动能力。

(2)定量行走评定（6 分钟步行试验）：适用于不能进行活动平板试验的患者，让患者行走 6 分钟，记录其所能行走的最长距离，以判断患者的运动能力及运动中发生低氧血症的可能性。

(3)日常生活活动能力评定：可根据需要进行 Barthel 指数、Katz 指数、修订的 Kenny 自理指数和 Pulses 等评定。

**(二)传统康复辨证**

1.病因病机

本病病位主要在肺、脾、肾及心，病变首先在肺，继而影响脾、肾，后期则病及于心。因肺主气、司呼吸，开窍于鼻，外合皮毛，故外邪从口鼻、皮毛入侵，多首先犯肺，以致肺之宣降功能不利，气逆于上而为咳，升降失常而为喘。久则肺虚，而致主气功能失常，影响呼吸出入，肺气壅滞，导致肺气胀满，张缩无力，不能敛降。若肺病及脾，子盗母气，脾失健运，则可导致肺脾两虚。肺为气之主，肾为气之根，若久病肺虚及肾，肺不主气，肾不纳气，可致咳喘日益加重，吸气尤为困难，呼吸短促难续，动则尤甚。肺与心同居胸中，经脉相通，肺气辅佐心脏治理，调节血脉的运行，心阳根于命门真火，故肺虚治节失职，或肾虚命门火衰，均可病及于心,使心气无力、心阳衰竭,甚则可以出现喘脱等危候。

2.四诊辨证

(1)稳定期分为肺虚、脾虚、肾虚 3 型进行康复评定。①肺虚型:偏气虚者易患感冒,自汗怕风,气短声低,或兼见轻度咳喘,痰白清稀;偏阴虚者,多见呛咳,痰少质黏,咽干口燥。②脾虚型:偏气虚者常常痰多,倦怠,气短,食少便溏;伴阳虚者,则可见形寒肢冷,泛吐清水等症状。③肾虚型:平素常短气息促,动则尤甚,吸气不利,腰膝酸软。

(2)急性加重期一般分为以下 2 型行康复评定。①外寒内饮型:咳逆喘满不得卧,气短气急,咳痰白稀、呈泡沫状,胸部膨满;或恶风寒,发热,口干不欲饮,周身酸楚,面色青黯,舌体胖大,舌质黯淡、舌苔白滑,脉浮紧或浮弦滑。②痰热郁肺型:咳逆喘息气粗,胸满烦躁,目睛胀突,痰黄或白、黏稠难咯;或发热微恶寒,溲黄便干,口渴欲饮,舌质红黯、苔黄或白黄厚腻,脉弦滑数或兼浮象。

## 二、康复策略

COPD 目前尚无有特效的治疗方法。其病程可长达数十年,在缓解期因症状轻微常被患者忽视,若出现并发症,如肺心病、肺性脑病、呼吸衰竭等往往预后不良。因此在缓解期进行康复治疗是非常必要的。

COPD 急性加重期病情严重者应住院治疗,采取控制性氧疗、抗感染、舒张支气管、纠正呼吸衰竭等多种方法对症治疗,不宜进行康复治疗。COPD 患者的传统康复治疗应在稳定期进行。由于稳定期患者气流受限的基本特点仍持续存在,如果不做有效治疗,其病变长期作用的结果必然会导致肺功能的进行性恶化。因此,应重视 COPD 患者稳定期的传统康复治疗,采取综合性康复治疗措施,以减轻症状,减缓或阻止肺功能进行性降低为目标。

COPD 的传统康复治疗主要有针灸、推拿、中药疗法、食疗、运动疗法、情志康复等具有中医特色的治疗手段和方法。通过全面的传统康复治疗措施,可明显改善患者症状,增加呼吸运动效率,提高生活自理能力,减少住院次数,从而延长患者寿命,提高生活质量。

## 三、康复治疗

### (一)中药疗法

1.内服法

(1)肺脾两虚者可见喘促短气,乏力,咳痰稀薄,自汗畏风,面色苍白,舌淡脉细弱,或见口干,盗汗,舌红苔少,脉细数,或兼食少便溏,食后腹胀不舒,肌肉消瘦,舌淡脉细。治以健脾益气,培土生金,方取补中益气汤加减。

(2)肺肾两虚者可见胸满气短,语声低怯,动则气喘,或见面色晦黯,或见面目水肿,舌淡苔白,脉沉弱。治以补肺益肾,止咳平喘,方取人参蛤蚧散加减。

(3)肺肾阴虚者可见咳嗽痰少,胸满烦躁,手足心热,动则气促,口干喜饮,舌红苔少,脉沉细。治以养阴清肺,方取百合固金汤加减。

(4)脾肾阳虚者可见胸闷气憋,呼多吸少,动则气喘,四肢不温,畏寒神怯,小便清长,舌淡胖,脉微细。治以补脾益肾,温阳纳气,方取金匮肾气丸加减。

**2.外治法**

白芥子、延胡索各 20 g,甘遂、细辛各 10 g,麝香 0.6 g,共为细末,用姜汁调和,在夏季三伏天时,每伏第一天外敷于肺俞、膏肓、颈百劳等腧穴,4 小时后除去,共分 3 次敷完。每年 1 个疗程。

**3.药膳**

药膳可以提高本病康复治疗效果,现介绍几种常用药膳。

(1)紫苏粥:紫苏叶 10 g、粳米 50 g、生姜 3 片,大枣 5 枚。具有祛风散寒,理气宽中的作用。

(2)枇杷饮:枇杷叶 10 g、鲜芦根 10 g。具有祛风清热,止咳化痰的作用。

(3)鲫鱼汤:鲫鱼 200 g 以上 1 条,肉豆蔻 3～5 g。具有健脾益肺的作用。

(4)梨子汤:梨子 200 g,川贝 10 g。具有养阴润肺化痰的作用。

(5)薏苡杏仁粥:薏米 50 g、杏仁(去皮尖)10 g。具有健脾祛湿,化痰止咳的作用。

(6)人参蛤蚧粥:蛤蚧粉 2 g、人参 3 g、糯米 75 g。具有补肺益肾,纳气定喘的作用。

(7)虫草全鸭汤:冬虫夏草 10 g、老雄鸭肉 300 g、黄酒 15 g、生姜 5 g、葱白 10 g、胡椒粉 3 g、食盐 3 g。具有补肺益肾,平喘止咳的作用。

(8)紫河车汤:紫河车 1 个,生姜 3～5 片。具有补肺疗虚的作用。

**(二)针灸治疗**

以毫针刺法、灸法为主,以疏通经络、宣肺止咳为原则。

**1.毫针刺法**

主穴:肺俞、脾俞、肾俞、膏肓、气海、足三里、太渊、太溪、命门。

配穴:合谷、天突、曲池、列缺。

操作方法:每次选 3～5 穴,常规方法针刺,用补法,隔天 1 次。

2.灸法

主穴:大椎、风门、肺俞、肾俞、膻中、气海。

操作方法:用麦粒灸,每穴每次灸3~5壮,10天灸1次,3次为一个疗程。

### (三)推拿治疗

以疏通经络、宣肺止咳为原则,分部选择腧穴进行推拿治疗。

**1.按天突**

适用于阵咳不止或喉中痰鸣不易咳出,或气短不能平卧者。用拇指按压天突穴。注意拇指要从天突穴向胸骨柄内面按压,以有酸胀感为宜。按压10次。

**2.叩定喘**

适用于剧咳不出、气喘明显者。在该部用指尖叩击,症状常可缓解。

**3.叩丰隆**

功能化痰止咳。手握拳状,以指间关节背侧叩击该穴。

**4.叩足三里**

功能调理脾胃,手法同叩丰隆。

**5.宽胸按摩**

常用于呼吸烦闷不畅时。①抹胸:两手交替由一侧肩部由上而下呈斜线抹至对侧肋下角部,左右各10次;②拍肺:两手自两侧肺尖部开始沿胸廓自上而下拍打,两侧各重复10次;③捶背:两手握空拳,置于后背部,嘱患者配合呼吸,呼气时由内向外捶打,同时背稍前屈;吸气时由外向内拍打,同时挺胸,重复10次;④摩膻中:用掌根按于膻中穴,做顺、逆时针方向按摩各36次。

### (四)传统运动疗法

常用的传统运动疗法如八段锦、易筋经、少林内功、五禽戏等。

### 四、护理要点

### (一)饮食调理

饮食做到"三高四低"。"三高"即高蛋白、高维生素、高纤维素,故宜多食用瘦肉、豆制品、鱼类、乳类等含蛋白量较高食品,以及蔬菜、水果、菌类、粗粮等含维生素、纤维素较多的食物,经常食用有助于增加营养,改善体质,通畅大便,排出毒素。"四低"即饮食中应注意低胆固醇、低脂肪、低糖、低盐。

### (二)调节情绪

对患者及时有效地运用语言疏导法,有助于病情的康复和生活质量的提高。

首先要改善患者对本病的消极态度,协助其解脱因呼吸困难而产生的焦虑,又因焦虑而产生呼吸困难的恶性循环。其次,应鼓励患者参加适当的活动,改善其躯体功能。另外,要及时发现患者潜在的身体和心理方面的异常变化,防止患者因极度痛苦而感到绝望,甚至产生自杀行为。医护人员及家属要多与患者交流,以满足患者对关怀的需求,消除抑郁、孤独的情绪。

### (三)吸氧

绝大多数患者有低氧血症,尤其夜间容易发生缺氧,吸氧可以使患者运动能力提高,也可以防止肺动脉高压的发展,及肺心病的发生。

### (四)慎起居

平时要注意防寒保暖、忌烟酒、远房事、调情志、加强体育锻炼,增强体质,提高机体免疫力。

# 第六节　高　血　压

高血压是一种常见病、多发病,是引起心脑血管疾病死亡的主要原因之一。康复治疗可以有效地协助降低血压、减少药物使用量及对靶器官的损害、干预高血压危险因素,是高血压治疗的必要组成部分。对于轻症患者可以单纯用康复治疗使血压得到控制。高血压的传统康复治疗能最大限度地降低心血管的发病率,提高患者的活动能力和生活质量。

现代研究尚未明确高血压的发病机制。但可以肯定,外界不良刺激引起的长时间、强烈及反复的精神紧张、焦虑和烦躁等情绪波动,会导致或加重血压升高而发病。高血压早期无明显病理改变,长期高血压会引起动脉粥样硬化的形成和发展。

## 一、康复评定

### (一)现代康复评定方法

血压评定:根据血压值,高血压分为 3 级(表 5-6)。

表 5-6　高血压分级

| 类别 | 收缩压(mmHg) | 舒张压(mmHg) |
|---|---|---|
| 1级高血压(轻度) | 140～159 | 90～99 |
| 2级高血压(中度) | 160～179 | 100～109 |
| 3级高血压(重度) | ≥180 | ≥110 |

**(二)传统康复辨证**

**1.病因、病机**

本病可参考中医学中眩晕症治疗,常因情志内伤,气郁化火等致肝阳上亢;或肾阴亏虚,肝失所养,以致肝阴不足,阴不制阳,肝阳上亢;或劳倦过度,气血衰少,气血两虚,清阳不展,脑失所养而发。本病病位在清窍,与肝、脾、肾三脏关系密切,以虚者居多。

**2.四诊辨证**

(1)辨脏腑:本病位虽在清窍,但与肝、脾、肾三脏功能失常关系密切。肝阴不足,肝郁化火,均可导致肝阳上亢,兼见头胀痛,面潮红等症状。脾虚气血生化乏源,兼有纳呆,乏力,面色㿠白等;脾失健运,痰湿中阻,兼见纳呆,呕恶,头重,耳鸣等;肾精不足者,多兼腰酸腿软,耳鸣如蝉等。

(2)辨虚实:本病以虚证居多,夹痰夹火亦兼有之;一般新病多实,久病多虚,体壮者多实,体弱者多虚,呕恶、面赤、头胀痛者多实,体倦乏力、耳鸣如蝉者多虚;发作期多实,缓解期多虚。病久常虚中夹实,虚实夹杂。

(3)辨体质:面白而肥多为气虚多痰,面黑而瘦多为血虚有火。

(4)辨标本:本病以肝肾阴虚、气血不足为本,风、火、痰、瘀为标。其中阴虚多见咽干口燥,五心烦热,潮热盗汗,舌红少苔,脉弦细数;气血不足则见神疲倦怠,面色不华,爪甲不荣,纳差食少,舌淡嫩,脉细弱。标实又有风性主动,火性上炎,痰性黏滞,瘀性留著之不同,要注意辨别。

## 二、康复治疗

**(一)康复策略**

高血压的康复治疗应在患者病情减轻,血压控制稳定时进行。高血压的传统康复主要有中药疗法、针灸疗法、传统运动疗法等,通过传统康复治疗可以降低血压,控制疾病发展,改善患者心血管系统功能,减少并发症,提高患者日常生活质量。

针对高血压阴阳失调、本虚标实的基本病理,高血压的康复当以调和阴阳、扶助正气为原则,综合运用多种传统康复治疗方法。

**(二)治疗方法**

**1.中药疗法**

针对本病阴阳失调、本虚标实的主要病因病机,中药治疗当以调和阴阳、扶助正气为原则,采用综合方法,以达到身心康复的目的。阴虚阳亢者治宜滋阴潜阳,方用镇肝熄风汤加减;肝肾阴虚者治宜滋补肝肾,方用杞菊地黄汤加减;阴阳两虚者治宜调补阴阳,方用二仙汤加减。

**2.针灸疗法**

(1)毫针刺法:以风池、百会、曲池、内关、合谷、足三里、阳陵泉、三阴交为主穴。肝阳偏亢者可加行间、侠溪、太冲;肝肾阴亏者可加肝俞、肾俞;痰盛者可加丰隆、中脘、解溪。每天或隔天1次,7次为一个疗程。

(2)耳针法:取皮质下、降压沟、脑点、内分泌、交感、神门、心、肝、肾等,每天或隔天1次,每次选1~2穴,留针30分钟。亦可用埋针法,或用王不留行籽外贴。

(3)皮肤针法:部位以后颈部及腰骶部的脊椎两侧为主,结合乳突区和前臂掌面正中线,轻刺激,先从腰骶部脊椎两侧自上而下,先内后外,再叩刺后颈部、乳突区及前臂掌面正中线。每天或隔天1次,每次15分钟。

(4)穴位注射法:取足三里、内关,或三阴交、合谷,或太冲、曲池。三组腧穴交替使用,每穴注射0.25%盐酸普鲁卡因1 mL,每天1次,或取瘈脉穴,注射维生素 $B_{12}$ 1 mL,每天1次,7次为一个疗程。

**3.推拿疗法**

一般以自我推拿为主,常用方法如揉攒竹、擦鼻、鸣天鼓、手梳头、揉太阳、抹额、按揉脑后、推桥弓、搓手浴面、揉腰眼、擦涌泉等,并辅以拳掌拍打。

**4.传统体育疗法**

传统体育是高血压康复的有效手段,既可起到一定的降压效果,又能调整机体对运动的反应性,从而促使患者康复。

(1)太极拳:太极拳动作柔和、姿势放松、意念集中,强调动作的均衡和协调性,有利于高血压患者放松和降压。一般可选择简化太极拳,不宜过分强调高难度和高强度。

(2)气功:气功的调心、调息和调神有辅助减压的效果,能稳定血压、心率及呼吸频率,调节神经系统。一般以静功为主,辅以动功。初始阶段可取卧式、坐式,然后过渡到立式、行式,每次 30 分钟,每天 1～2 次。

5.其他疗法

(1)音乐疗法:聆听松弛镇静性乐曲。如二泉映月、渔舟唱晚等,以移情易性,保持心情舒畅,精神愉快,消除影响血压波动的有关因素。

(2)饮食康复:饮食需定时定量,不可过饥过饱,不暴饮暴食。肥胖与钠摄入量高均与高血压有明显关系,因此日常宜采用低脂、低热量、低盐饮食,尤其应重视低盐饮食。一般摄盐应控制在每天 6 g 以下,病情较重者应限制在每天 2 g 以下。在限盐的同时,适当增加钾的摄入量(蔬菜水果中含量较丰富)。然而,也不必过分拘泥而长期素食,以防止顾此失彼,造成营养不良或降低人体抵抗力而罹患其他疾病。

### 三、护理要点

#### (一)改变生活习惯

(1)少吃或不吃甜食,控制体重、防止超重。

(2)限盐(<5 g/d),增钾(多吃海产动植物)。

(3)能自我控制情绪,保持愉悦心态,避免紧张或激动。

(4)戒除烟酒。

(5)坚持体育锻炼,训练强度须依个人健康状况而异,如练太极拳、散步等。

#### (二)注意血压变化

(1)有条件测血压者,可在清晨刚醒而未起床时,测基础血压,有利于调整药物。但勿因某次偶测血压值而自行加减药物。必要时做 24 小时血压监测。

(2)服扩张血管药物者,特别是老年人,要防止直立性低血压、由卧位改变到立位或转头时应缓慢,以防摔伤。

# 第七节 糖 尿 病

糖尿病是一组以慢性血糖水平增高为特征的代谢性疾病群,是极为常见的内分泌代谢疾病之一,多见于中老年人。临床一般分 1 型糖尿病、2 型糖尿病、其他特殊类型糖尿病和妊娠糖尿病几种类型。

糖尿病的病因尚未完全阐明。目前公认糖尿病不是单一病因所致的疾病,而是多种因素所致的综合征。发病与遗传、自身免疫及环境因素有关。其基本的病理生理特点为绝对或相对性胰岛素分泌不足引起的糖、蛋白质、脂肪和水、电解质等的代谢紊乱。

糖尿病属中医"消渴"或"消瘅"范畴。中医认为本病多因素体禀赋不足,长期过食肥甘厚味,脾胃积热,化燥伤津;或长期精神刺激,气郁化火,消烁阴津;或劳欲过度,致五脏柔弱,久郁化火,积热伤津,火烁损阴,耗精伤肾引起。其主要病机为阴津亏损,燥热内盛。阴虚为本,燥热为标,两者互为因果,贯穿在消渴病的整个病变过程中。

糖尿病临床早期可无症状,以后多有烦渴、多饮、多食、多尿、疲乏、消瘦等表现,严重病例可发生酮症酸中毒或其他类型的急性代谢紊乱。常见的并发症和伴随症有急性感染、肺结核、动脉粥样硬化、肾和视网膜微血管病变及神经病变等。

## 一、康复评定

### (一)现代康复评定方法

1.病史

病史较长,并且由于缺乏疾病的特异性标志,在出现代谢紊乱前不易发现。

2.症状和体征

多饮、多食、多尿、消瘦、皮肤瘙痒,女子外阴瘙痒是常见的症状。合并眼部并发症时可出现视力减退,眼底出血;合并肾病时可出现水肿、贫血;合并神经病变时可出现肢体酸痛、麻木、性欲减退、大小便失禁及膝腱反射、跟腱反射减弱或消失等。

3.尿糖测定

尿糖阳性是诊断糖尿病的重要线索。尿糖测定包括次尿糖与段尿糖的测定,次尿糖就是在尿前 2.5 小时(应用口服降糖药物或胰岛素治疗的患者,应在用药前 0.5 小时)排空膀胱,留尿测定的尿糖,一天当中至少测 4 次,即三餐前与睡前,也可以根据患者情况测定任何时间次尿糖;段尿糖亦分为 4 段,第 1 段为早饭后至午饭前,不管有几次尿,均混在一起测尿糖;依此类推,午饭后至晚饭前为第 2 段;晚饭后至睡前为第 3 段;睡前至第 2 天早餐前为第 4 段。一般情况下,尿糖(+)时,血糖<10.0 mmol/L;尿糖(+～++)时,血糖为 11.0～14.0 mmol/L;尿糖(++～+++),血糖为 14.0～19.0 mmol/L;尿糖(+++～++++),血

糖＞19.0 mmol/L。以上情况都是针对肾糖阈正常的糖尿病患者而言,对肾糖阈不正常的患者,其尿糖不能如实反映血糖水平,应以血糖测定为准。

**4.血糖测定**

血糖测定是诊断糖尿病的主要指标,并可作为选择初始治疗方案的依据。正常空腹静脉血浆葡萄糖浓度为 3.9～6.0 mmol/L。用快速血糖仪测定毛细血管血糖是糖尿病检测的主要手段,通过监测 5 次血糖(即空腹、睡前及三餐后 2 小时)可观察治疗效果,调整口服降糖药物或胰岛素用量。

**5.其他检查**

如口服葡萄糖耐量试验(OGTT)、胰岛素释放试验、血清 C-肽浓度的测定、糖化血红蛋白 A1(HbA1c)和糖化血清蛋白的测定、胰岛素抗体与胰岛素受体抗体的测定、胰岛细胞抗体的测定、尿酮体的测定、尿蛋白的测定等有助明确诊断。

**(二)传统康复辨证**

**1.病因病机**

本病涉及多个脏腑,但主要以上焦肺、中焦胃、下焦肾为主。其肺、脾胃、肾之间又常相互影响。如肺燥阴虚,津液失于输布,则胃失濡润,肾失滋养,胃热炽盛,灼伤肺津,反耗肾阴;肾阴不足,阴精源泉亏损,则阴虚火旺,灼伤肺胃,终至肺燥、胃热、肾虚同时存在,故多饮、多食、多尿相互并见。消渴日久,阴损及阳,或气阴两伤,可累及五脏和血行。如气虚不能推动血液运行,而致血瘀;阴虚发热,热邪内耗,久则炼血成瘀。瘀血内结,久则痰瘀互结,阻滞气机,犯至心脏则胸痹;犯至肢体则麻痹;犯至目则视蒙;犯至脑脉则半身不遂;终至精血枯竭,燥热内蕴,阴竭阳衰。

**2.四诊辨证**

临床一般将本病分为以下 4 型。

(1)肝肾阴虚:可见尿频量多,浑浊如膏脂,或尿甜,腰膝酸软无力,头晕耳鸣,遗精多梦,皮肤干燥,全身瘙痒,舌红少苔,脉细数。

(2)气阴两虚:可见烦渴多饮,神疲乏力,动则汗出,心悸气短,手足心热,失眠多梦,舌红少苔,脉细数或细数无力。

(3)阴阳两虚:可见面色㿠白,形寒肢冷,耳鸣耳聋,腰膝酸软,口燥咽干,小便频数,混浊如膏,甚则饮一溲二。舌质淡胖,苔薄白,脉沉弱。

(4)阴虚燥热:可见口干、目涩、舌燥,烦渴多饮,尿频量多,多食易饥,大便秘结,疲乏、消瘦或肥胖者。舌质红或绛,苔黄或黄少津,脉弦滑或弦数。

## 二、康复治疗

### (一)康复策略

糖尿病的康复治疗应在患者发病早期或病情减轻,尿糖控制不超过"＋",或糖尿病的症状减轻,但有大血管、微血管、神经病变或糖尿病足等并发症时进行。如糖尿病并发酮症酸中毒、高渗性非酮症糖尿病昏迷、或乳酸酸中毒时不宜进行康复治疗。

糖尿病的传统康复疗法主要有传统运动、饮食、药物等,通过传统康复治疗可以预防或延缓糖尿病并发症的发生、发展,改善或恢复患者代谢紊乱,减少糖尿病的致残率和致死率,提高患者日常生活质量。

针对糖尿病阴虚为本,燥热为标的基本病理,糖尿病的康复仍要以益气养阴,清热生津为基本康复原则。对于出现并发症的患者,除了采用糖尿病的康复治疗方法外,还要针对并发症采用相应的传统康复治疗方法。在康复治疗中,要贯彻综合调理,耐心守法的原则,综合运用多种传统康复疗法。

### (二)治疗方法

**1.推拿治疗**

以疏通经络、活血化瘀为原则。目的在于加速血糖的利用,改善全身症状。

(1)头面部:选择推、按、揉、叩等手法,主要腧穴有承浆、风池、太阳、百会等。

(2)腹部:选择推、摩、震颤等手法,重点摩腹,促进腹部血液循环,促胰腺供血恢复,主要腧穴有气海、章门、中极、中脘、关元等。

(3)背部:选择推、按、拿、拍、捏脊等手法,以捏脊为主,主要腧穴有肺俞、脾俞、胃俞、肾俞等。

(4)四肢部:选择推、按、点、揉、搓、拿等手法,主要腧穴有曲池、劳宫、隐白、然谷、太溪、足三里等。

**2.针灸治疗**

一般常用的针灸治疗包括毫针刺法和灸法两种方法。

(1)毫针刺法:以疏通经络、行气活血、扶正祛邪为原则。

主穴:肺俞、胃俞、肾俞、风池、曲池、内关、足三里、三阴交、关元。

配穴:烦渴多饮者加承浆;多食便秘者加丰隆;多尿腰痛者加复溜;神疲乏力、少气懒言者加气海;肝郁烦躁易怒者加太冲。

(2)灸法:选取承浆、意舍、关冲、然谷等,每次每穴 5～10 壮,每天 1 次;或选取水沟、承浆、金津、玉液、曲池、劳宫、中冲、行间、商丘、然谷等,每次每穴 5～

10 壮,每天 1 次。由于糖尿病患者多合并周围神经病变,灸疗时应注意避免烫伤。

3.传统运动疗法

传统运动疗法是治疗糖尿病的一项重要措施。适当的锻炼可使肌肉组织内葡萄糖得到充分利用,使血液中的葡萄糖迅速到达肌肉和其他组织内,从而使血糖降低。常用的传统运动疗法如易筋经、八段锦、少林内功等。

4.其他传统康复疗法

(1)中药内服:肝肾阴虚者,治以滋养肝肾,润燥填精,方选六味地黄汤加减;气阴两虚者,治以益气养阴,方选生脉散加减;阴阳两虚者,治以滋阴温阳,益气生津,方选金匮肾气丸加减;阴虚燥热者,治以滋阴清热,生津止渴,方选润燥生津方加减。

(2)中药外治:取石膏 5 g,知母 2 g,生地黄 0.6 g,党参 0.6 g,炙甘草 1 g,玄参 1 g,天花粉 0.2 g,黄连 0.3 g,粳米少许,制成粉剂,放置阴凉处保存备用。每次取粉 250 mg,加盐酸二甲双胍 40 mg,混合敷脐,上盖纱布 6～8 层,外用胶布固定。每 5～7 天换药 1 次,每 6 次为 1 个疗程。

5.饮食疗法

饮食疗法是治疗糖尿病首选的一种重要方法,糖尿病饮食康复的基本原则是:主食宜粗,不宜细;品种宜杂,不宜单;副食宜素,不宜荤;肉蛋宜少,不宜多;蔬菜宜多,不宜少;口味宜淡,不宜咸;吃饭宜慢,不宜急;嚼食宜细,不宜粗;吞咽宜慢,不宜快;饭量宜少,不宜多;喝水宜多,不宜少;忌食肥甘辛辣炙煿之品。

### 三、护理要点

(1)心胸宽、情绪稳、心情乐观、精神放松,避免紧张、激动、压抑、恐惧等不良情绪造成血糖升高。

(2)建立规律的生活制度,避风寒、慎起居、适当饮食。

(3)糖尿病患者应当禁烟酒。使用胰岛素治疗的患者,应当注意随身携带几块糖,当出现低血糖反应时可及时吃糖,防止低血糖的发生。

(4)糖尿病合并皮肤感染、溃疡、或孕妇患有糖尿病者,不宜用灸法治疗。

# 第六章

# 核医学科护理

## 第一节　核医学治疗的发展和现状

　　近几年来,随着医学的不断发展,核医学治疗已经广泛的应用于临床当中。放射性核素治疗是指采用放射性药物对人体进行治疗,在病灶组织或特定部位有选择性地聚集或分布,从而达到内照射治疗的目的。"组织间内照射"作为恶性肿瘤的治疗方法之一,疗效好、创伤小、并发症少。近 10 年来,我国核医学界大力推广放射性核素治疗,在放射性核素治疗方面,尤其是放射性核素治疗甲状腺疾病取得了很好成效。据中华医学会核医学分会 2012 年普查统计,2011 年全国开展核素治疗的医疗机构有 513 所,治疗 36.9 万人次,其中[131]I 治疗甲亢 18.1 万人次,治疗分化型甲状腺癌 2.4 万人次。目前,放射性核素治疗已经成为核医学发展的热点,新的治疗核素和治疗方法不断涌现。

　　核医学是利用开放型放射性核素诊断和治疗相关疾病的一种新型的方法,现已经达到临床最主要的治疗项目之一。在国际上医疗范围内,核医学治疗已经被广泛地应用,随着中国的核医学学科的不断发展,在我国大中型医院约有 60% 均设有核医学科,并且部分医院的核医学科室还组建了核医学病房。对于防护病房是一种开放型放射性的工作场所,当患者服用放射性药物治疗后,已经是一个放射源,他会对家属、其他人群以及周围环境造成一定的伤害,因此核医学放射防护管理在护理工作具有至关重要的作用。

# 第二节　核医学病房的规划与设置

## 一、放射性核素防护病房

### (一)核素病房的地点选择

目前认为,核医学科病房多属第三类开放型放射性工作单位,可建立在医院的一般建筑物内,不过应当集中分布在医院建筑的一端或一层,与其他非放射性工作科室进行相对隔离,必须设立单独的出入口,并且加强对患者的管理和保护。

### (二)放射性核素病房布局设计

核医学防护病房应当分为无活性区、活性区和高活性区 3 个区域:无活性区主要是医护人员工作区;活性区为已接受放射性核素治疗的患者病房;高活性区又称污染区,主要放置放射性污染用品,是放射性核素储存和分装场所。3 个区域之间应有严格的缓冲带和过渡通道。一般将活性区和高活性区设在楼房底层为宜,室内顶板应加防护层,防止对楼上对应室内有较大污染。在无活性区、活性区、高活性区应当设立醒目的电离辐射标识和清楚醒目的诊疗导示。

### (三)核素防护病房的内部设施

(1)每间病房均有呼叫系统、电视监控系统、通风机排气孔、电视机、饮水机等。

(2)设立废水处理池和净水系统,为患者大小便处理所专用,患者大小便需经 4 次净化衰变处理,在排入下水道之前应设取样监测,检测污水的放射性浓度达到国家排放标准后,排放到医院的公共污水池,进一步稀释后自然排放到下水道。

(3)活性区和高活性区墙壁四周必须有足够的厚度,进行防护设计时,屏蔽厚度计算方法参考国家标准。墙壁和门窗应加铅板防护,以推拉门为宜,地砖上面铺塑料地板,利于核素药物泄漏地面后清洗(药物泄漏在地砖上容易渗透,不易挥发及清洗),同时要重视屋顶的防护。

### 二、护理人员管理

#### (一)建立行之有效的管理制度

放射性核素病房与其他的普通病房不同,除具备普通病房的制度外,还应根据专科特点及工作性质制定相应的规章制度,包括放射性核素的订购、签收、保管和使用制度;注射室操作规则;储源室安全管理制度;查对制度、工作场所的防护监测;放射性事故的应急处理制度、资料管理制度、放射性废物的管理制度和核素的常规使用操作程序等。做到有制度可循、凭制度管理。在核素病房工作的护理人员,要做到合理防范射线,又不惧怕射线;应当具备专业的工作技能,具备高度的责任心和良好的思想素质,严格执行医疗护理操作常规,认真落实各项规章制度,要做到在认真完成工作的同时又要保护了自身健康。以确保各项护理工作的质量和安全。

#### (二)业务技能专业化

核素病房工作的主要人员为护士,提高护理质量、预防医疗纠纷的关键就是护士的综合素质。科室应当以理论学习和实践操作相结合的形式不断巩固和考核护士的综合技能,通过定期组织继续教育讲座、专题讲座和业务学习,集中组织护士反复进行空白预实验操作,认真总结工作经验从而提高护士操作熟练性,缩短受照时间。另外,科室内部也应定期对护士进行核素理论基础知识、放射性防护的原则、核素治疗的相关知识和放射性废物处理等内容进行培训。做到在保证配合核素治疗质量的同时尽量缩短护士接触放射性药物的时间,提高给放射性药物的速度,尽可能减少放射性元素对护士职业的损害。

### 三、人员管理

#### (一)患者防护

随着核技术在医疗卫生行业的广泛应用,接受核医学诊断和治疗的患者越来越多。因此,如何对患者进行有效的防护,降低其受照剂量,已成为当前核护理人员的重要课题。确定患者进行核医学诊疗后,在保证核医学诊疗效果的同时,尽可能选用毒性低、半衰期短,放射性核素用量小的放射性药物;给药剂量必须准确,按计划严格分装药量,经活度计测量后,再经双人核对无误才能给患者施药:患者受药后自身受到内照射,又可作为放射源照射其他人员,因此管理好服药患者十分必要,如建立治疗患者单人专用病房,规定给药后离院时间等;受治疗者排出的痰液、唾液、呕吐物及大小便等。应即刻按放射性污染物收集,清理与处理。

## (二)护理人员

严格按照辐射防护安全规范进行操作,工作中充分利用时间防护、距离防护和屏蔽防护,提高自我防护能力。调查显示,部分护士在进行核素操作时没有很好地利用屏蔽防护,其中只有 69.57％的护士正确戴铅帽,65.22％的护士正确穿铅衣,多数护士仅戴一次性聚氯乙烯手套,只有 52.17％的护士正确的戴铅手套;进入开放型核素操作场所时应佩戴辐射个人报警仪,当报警仪连续报警时应尽快操作完毕并快速离开,60.87％的护士佩戴辐射个人报警仪,而没有佩戴辐射个人报警仪的护士则不能正确利用时间防护;每次操作结束后均应洗脸、洗手,以减少空气中核素释放的粒子在身体皮肤的残留,以降低辐射对身体皮肤的损伤,仅有 58.52％护士在操作后洗脸和洗手;严防操作中的撒、滴、漏事故。

操作完毕后正确处理放射性废物,避免发生核素污染,一旦发生,应注意保护现场,严防污染扩散,采取净化、通风、屏蔽、放置衰变等有效方法将辐射源清除,尽量减少人员受到意外照射。调查还显示,有 91.30％的护士在处理核素污染时采取正确有效的方法。

建立工作人员健康档案,核医学护士应每年进行 1 次体检,体检不能流于形式,仔细检查血常规、肝功能、肾功能、甲状腺功能、B 超、眼晶状体等,以监测护士的身体健康状况,如有异常,立即进行调整,将危害降到最低,将体检结果存留并及时反馈。鼓励护士加强营养摄入,加强体育锻炼,保持身体健康。

合理安排工作时间,核素操作尽量集中进行,避免反复接触核素,减少受照射的时间;核医学科各护理岗位应轮流交替,避免同一护士长时间接触核素,减少受照辐射剂量。合理安排放射休假。

# 第三节　核医学护理告知程序

## 一、甲状腺功能亢进症(简称甲亢)[131]I 治疗的告知程序

### (一)甲亢[131]I 治疗前的告知程序

甲亢是由于甲状腺腺体本身产生甲状腺激素过多而引起的甲状腺毒症。

Graves 病是甲亢最常见的一种类型。

1.常见病因

(1)弥漫性甲状腺肿。

(2)多结节性弥漫性甲状腺肿。

(3)甲状腺自主高功能腺瘤。

(4)碘致甲状腺功能亢进症。

(5)桥本甲状腺毒症。

2.护理措施

(1)保持病室内温度适宜、安静。

(2)卧床休息,以减少代谢增加。

(3)监测生命体征的变化,以便尽早发现甲亢危象。

(4)防护隔离,避免电离辐射。

(5)在进行核素检查后大小便和所使用的餐具、痰盂等。

(6)需用水反复冲洗,避免放射性污染。

(7)控制情绪,避免情绪激动。

3.饮食指导

(1)清淡、高热量、高蛋白、低纤维饮食。

(2)避免刺激性、辛辣食物,忌烟、酒、刺激性饮料。

(3)低碘饮食,避免吃紫菜、海带、虾、鱼等含碘丰富的食物。

4.服 $^{131}$I 前指导

(1)告知患者如何服药及用药注意事项和不良反应。

(2)心慌、多汗者,遵医嘱应用激素类药物和控制心率药物。

(3)如重度甲状腺肿大者可先用抗甲状腺药物控制病情,待病情平稳后停药3 天后再服 $^{131}$I 治疗。

(4)甲亢合并粒细胞减少、肝损害者,遵医嘱应用升白药物和保肝药物,甲亢合并周围神经麻痹者,遵医嘱应用补钾药物。

(5)服 $^{131}$I 前禁食水 3 小时。

5.心理指导

(1)认真倾听患者诉说,消除焦虑。

(2)卧床休息,减少体力劳动。

(3)指导患者家属理解,满足其心理需求,避免使患者情绪激动。

**6.避免疲劳,尽量卧床休息**

(1)避免疲劳,尽量卧床休息。

(2)注意意保暖,避免受凉。

(3)如有发热,及时降温。

**(二)甲亢<sup>131</sup>I治疗后的告知程序**

**1.入院须知**

(1)病房护士接待,安置床位,介绍主管医生、责任护士、科主任及护士长。

(2)介绍床单位的设施,呼叫器、床档的使用。

(3)定期去护理站查询住院费用,不足时及时续交押金,避免影响治疗和护理。

(4)住院期间积极配合医生和护士的工作,治疗和护理期间不可随意离开病房。

(5)告知每天查房时间,并提示患者或陪侍家属要在查房时及时将医疗问题告知主管医生帮助解决。

(6)遇到护理问题及时告知责任护士帮助解决。

(7)为保证病员休养,根据病情按需留陪。

(8)患者不可随意到别的病房,防止交叉感染。

(9)护士每天发放清单,请核对后签字,如有疑问及时向责任护士询问。

(10)医生询问病史时,请如实反映。

**2.临床表现**

(1)甲状腺毒症表现。

(2)甲状腺肿。

(3)眼征。

(4)胫前黏液性水肿。

**3.服<sup>131</sup>I后指导**

(1)保持病室内温度适宜、安静。

(2)卧床休息,以减少代谢。

(3)监测生命体征的变化,以便尽早发现甲亢危象。

(4)防护隔离,避免电离辐射。

(5)服<sup>131</sup>I后大小便和所使用的餐具、痰盂等需用水反复冲洗,内衣服单独、反复用水清洗,以避免放射性污染。

(6)控制情绪,避免情绪激动。

(7)如甲亢合并眼征的患者应戒烟,并告知其家属减少吸烟。

**4.饮食指导**

(1)服$^{131}$I后 3 小时禁食水。

(2)清淡、高热量、高蛋白、低纤维饮食。

(3)避免刺激性、辛辣食物,忌烟、酒、刺激性饮料。

(4)低碘饮食,避免吃紫菜、海带、虾、鱼等含碘丰富的食物。

**5.用药指导**

(1)告知患者如何服药及用药注意事项和不良反应。

(2)心慌、多汗或 合并眼征者,遵医嘱应用激素类药物和控制心率药物。

(3)如重度甲状腺肿大者可在服$^{131}$I后的第 3 天联合应药用抗甲状腺药物控制病情。

(4)甲亢合并粒细胞减少、肝损害者,遵医嘱应用升白细胞药物和保肝的药物。

(5)甲亢合并周围神经麻痹者,遵医嘱应用补钾药物。

(6)如有水肿,可应用利尿剂以减轻水肿。

**6.心理指导**

(1)认真倾听患者诉说,消除焦虑。

(2)卧床休息,避免体力劳动。

(3)指导患者家属理解满足其心理需求,避免使患者情绪激动。

**7.保健指导**

(1)避免疲劳,卧床休息 1 个月。

(2)注意保暖,避免受凉。

(3)如有恶心、呕吐现象,应及时通知医护人员,遵医嘱用药。

(4)如甲亢合并眼征的患者应戒烟,并告知其家属减少吸烟,以免加重眼征。

(5)第一次$^{131}$I治疗后 3～6 个月,部分患者如病情需要可做第 2 次治疗。

**8.重复治疗指征**

第一次$^{131}$I治疗后如无明显疗效或加重、好转未痊愈,或有疗效但又复发者可间隔 3～6 个月后再次治疗。

## 二、甲状腺癌术后$^{131}$I治疗的告知程序

### (一)甲状腺癌术后$^{131}$I治疗前的告知程序

甲状腺癌是最常见的甲状腺恶性肿瘤,约占全身恶性肿瘤的 1%。除髓样

癌外,绝大部分甲状腺癌起源于滤泡上皮细胞。

**1.入院须知**

(1)病房护士接待,安置床位,介绍主管医生、责任护士、科主任及护士长。

(2)介绍床单位的设施,呼叫器、床档的使用。

(3)定期去护理站查询住院费用,不足时及时续交押金,避免影响治疗和护理。

(4)住院期间积极配合医生和护士的工作,治疗和护理期间不可随意离开病房。

(5)告知每天查房时间,并提示患者或陪侍家属要在查房时及时将医疗问题告知主管医生帮助解决。

(6)遇到护理问题及时告知责任护士帮助解决。

(7)为保证病员休养,根据病情按需留陪。

(8)患者不可随意到别的病房,防止交叉感染。

(9)护士每天发放清单,请核对后签字,如有疑问及时向责任护士询问。

(10)医生询问病史时,请如实反映。

**2.分类**

(1)乳头状癌。

(2)滤泡状腺癌。

(3)未分化癌。

(4)髓样癌。

**3.服$^{131}$I前指导**

(1)住院前停甲状腺素片 20 天后查甲状腺功能。

(2)影像学检查,以了解患者的全身情况。

(3)保持病室内温度适宜、安静。

(4)行血象检查、肝肾功能检查。

(5)监测生命体征的变化。

**(二)甲状腺癌术后$^{131}$I治疗后的告知程序**

**1.入院须知**

(1)病房护士接待,安置床位,介绍主管医生、责任护士、科主任及护士长。

(2)介绍床单位的设施,呼叫器、床档的使用。

(3)定期去护理站查询住院费用,不足时及时续交押金,避免影响治疗和护理。

（4）住院期间积极配合医生和护士的工作,治疗和护理期间不可随意离开病房。

（5）告知每天查房时间,并提示患者或陪侍家属要在查房时及时将医疗问题告知主管医生帮助解决。

（6）遇到护理问题及时告知责任护士帮助解决。

（7）为保证病员休养,根据病情按需留陪。

（8）患者不可随意到别的病房,防止交叉感染。

（9）护士每天发放清单,请核对后签字,如有疑问及时向责任护士询问。

（10）医生询问病史时,请如实反映。

2.治疗

（1）手术治疗。

（2）内分泌治疗。

（3）放射性核素治疗。

（4）放射外照射治疗。

3.服$^{131}$I后指导

（1）防护隔离,避免电离辐射,5天之内减少不必要的探视。

（2）监测生命体征的变化,定时观察患者病情,如有不适应立即通知医生。

（3）保持病室内温度适宜、安静。

（4）多饮水、勤排尿,以减少全身及膀胱的辐射剂量;保持排便通畅,每天至少1次,避免因便秘引起的放射性肠炎。

（5）服$^{131}$I后如厕后和其使用的餐具、痰盂等需用水反复冲洗,内衣单独、反复用水清洗,以避免放射性污染。

4.饮食指导

（1）口服$^{131}$I治疗后1周内应低碘饮食,避免吃紫菜、海带、虾、鱼等含碘丰富的食物,避免影响$^{131}$I的吸收。

（2）服$^{131}$I后3小时禁食水,3小时后可适当增加饮水量。

（3）清淡、高热量、高蛋白、高纤维饮食,避免因便秘引起放射性肠炎。

5.用药指导

（1）告知患者如何服药及用药注意事项和不良反应。

（2）遵医嘱运用泼尼松预防和缓解治疗时可能出现的局部水肿。

（3）粒细胞减少、肝损害者,遵医嘱用升高白细胞和保指肝的药物。

（4）口服维生素C,促使唾液分泌排泄。

(5)服$^{131}$I后第3天应遵医嘱服用甲状腺激素替代治疗纠正甲低;抑制体内促甲状腺激素(TSH)分泌。

6.心理指导

(1)认真倾听患者诉说,消除其焦虑。

(2)卧床休息,避免体力劳动。

(3)指导患者家属理解满足患者的心理需求,避免使其情绪激动。

7.指导保健

(1)避免疲劳,尽量卧床休息。

(2)注意保暖,避免受凉。

(3)治疗后7天,行全身$^{131}$I扫描,以观察有无功能性转移灶。

(4)1个月以后复查甲状腺功能。

### 三、恶性肿瘤骨转移$^{89}$Sr治疗的告知程序

#### (一)恶性肿瘤骨转移$^{89}$Sr治疗前的告知程序

1.入院须知

(1)病房护士接待,安置床位,介绍主管医生、责任护士、科主任及护士长。

(2)介绍床单位的设施,呼叫器、床档的使用。

(3)定期去护理站查询住院费用,不足时及时续交押金,避免影响治疗和护理。

(4)住院期间积极配合医生和护士的工作,治疗和护理期间不可随意离开病房。

(5)告知每天查房时间,并提示患者或陪侍家属要在查房时及时将医疗问题告知主管医生帮助解决。

(6)遇到护理问题及时告知责任护士帮助解决。

(7)为保证病员休养,根据病情按需留陪。

(8)患者不可随意到别的病房,防止交叉感染。

(9)护士每天发放清单,请核对后签字,如有疑问及时向责任护士询问。

(10)医生询问病史时,请如实反映。

2.适应证

(1)转移性骨肿瘤并伴有骨痛患者。

(2)核素骨显像示骨转移肿瘤病灶异常放射性浓聚。

(3)恶性骨肿瘤因种种原因未能手术切除或手术后有残留癌肿,且骨显像证

实有较高的放射性浓聚的患者。

(4)白细胞计数不低于 $3.5\times10^9$/L,血小板计数不低于 $80\times10^9$/L。

3.$^{89}$Sr 治疗前指导

(1)停用化疗或放疗至少 6 周,避免并发骨髓抑制。

(2)测定患者对放射性药物的骨摄取率。

(3)治疗前应详细记录,包括年龄、性别、体重、身高、诊断及书面同意书等。

(4)预期寿命小于 4 周者不考虑用放射性药物治疗。

(5)治疗前 7 天内行血常规,肝、肾功能,电解质和酶学检查,骨显像,X 线和病理学检查。

(6)观察和记录食欲、睡眠和生活质量的变化。

(7)如有排尿异常者治疗前应给予留置尿管。

4.饮食指导

清淡、高热量、高蛋白、高纤维饮食。

5.用药指导

(1)告知患者如何服药及用药注意事项和不良反应。

(2)停用二膦酸盐药物 2 天,并给予支持治疗。

(3)粒细胞减少、肝损害者,遵医嘱应用升白药物和保肝的药物。

(二)恶性肿瘤骨转移$^{89}$锶治疗后的告知程序

1.入院须知

(1)病房护士接待,安置床位,介绍主管医生、责任护士、科主任及护士长。

(2)介绍床单位的设施,呼叫器、床档的使用。

(3)定期去护理站查询住院费用,不足时及时续交押金,避免影响治疗和护理。

(4)住院期间积极配合医生和护士的工作,治疗和护理期间不可随意离开病房。

(5)告知每天查房时间,并提示患者或陪侍家属要在查房时及时将医疗问题告知主管医生帮助解决。

(6)遇到护理问题及时告知责任护士帮助解决。

(7)为保证病员休养,根据病情按需留陪。

(8)患者不可随意到别的病房,防止交叉感染。

(9)护士每天发放清单,请核对后签字,如有疑问及时向责任护士询问。

(10)医生询问病史时,请如实反映。

2.禁忌证

(1)6周内进行过细胞毒素治疗的患者。

(2)化疗和放疗后出现严重骨髓功能障碍者。

(3)骨显像病灶无明显放射性浓聚。

(4)严重肝肾功能损害者。

(5)妊娠哺乳者。

3.$^{89}$Sr治疗后指导

(1)观察和记录生命体征、食欲、睡眠和生活质量的变化,并和治疗前比较。

(2)治疗后1周内会出现疼痛加重的显像,属正常的反应,可应用止痛药物,要卧床休息,避免骨折。

(3)如留置尿管者则应注意观察尿液的颜色、性质、量,并做好尿道口的护理,如无异常留置1天后即可拔导除尿管,其尿液应倒入便池后反复用清水冲净,以避免放射污染。

(4)治疗后如厕和其使用的餐具、痰盂等需用水反复冲洗,内衣服单独、反复用水清洗,以避免放射性污染。

4.饮食指导

清淡、高热量、高蛋白、高纤维饮食。

5.用药指导

(1)告知患者如何服药及用药注意事项和不良反应。

(2)如疼痛严重可遵医嘱应用镇静止痛的药物。

(3)粒细胞减少、肝损害者,遵医嘱应用升白药物和保肝的药物。

# 第四节　核医学护理常用技术

## 一、核医学示踪剂静脉注射给药法

### (一)适用检查项目

核医学诊疗中需要静脉注射示踪剂的检查项目。如PET/CT显像、SPECT全身骨显像、肾动态显像、生长抑素受体显像、甲状腺显像、甲状旁腺显像、运动负荷心肌灌注显像、静息心肌灌注显像、双核素心肌显像、消化道出血显像、骨髓显像等。

**(二)目的**

做诊断检查时,由静脉注入示踪剂。

**(三)用物**

铅衣、铅车、注射器铅套、铅盒、核医学检查申请单及处方、按医嘱准备的示踪剂(放置铅盒内)、治疗盘、皮肤消毒液、消毒棉签、无菌敷料贴、止血带、吸水纸、一次性纸巾、头皮针等。

**(四)程序**

见表 6-1 所示。

表 6-1 核医学示踪剂静脉注射给药法程序

| 步骤 | 重点说明 |
| --- | --- |
| 1.洗手,戴口罩、帽子,穿铅衣,戴手套 | ·注射示踪剂需要在铅屏蔽操作台进行 |
| 2.核对医嘱(依据检查申请单和处方) | ·注射地点:注射室或检查床旁 |
| 3.按医嘱核对示踪剂铅盒上的名称、剂量 | ·注射示踪剂前健康宣教。向患者或受检者解释用药目的及诊疗中注意事项,取得其主动配合 |
| 4.患者或受检者在注射室接受示踪剂注射 | ·注射前将示踪剂(放置铅盒内)备在铅屏蔽操作台 |
| 5.呼叫患者姓名,核对患者信息 | ·严格执行查对制度 |
| 6.选择合适静脉,探明静脉方向及深浅 | ·严格执行无菌技术操作 |
| 7.将穿刺部位的肢体置于铅屏蔽操作台.上,在肢体下垫吸水纸和一次性纸巾,在穿刺部位的上方(近心端)约6cm 处扎紧止血带 | |
| 8.消毒液消毒皮肤,待干 | 三查:用药前、用药中、用药后 |
| 9.嘱患者握拳,使静脉充盈 | 八对:患者姓名、性别、年龄、诊疗项目、药物、名称、剂量、方法、时间 |
| 10.从铅盒内取出示踪剂置于注射器铅套内 | |
| 11.穿刺时,以左手拇指绷紧静脉下端皮肤,右手持铅套注射针,针头斜面向,上,针头和皮肤成 20°角,由静脉上方或侧方刺入皮下,再沿静脉方向潜行刺入皮下,再沿静脉方向潜行刺入 | 请患者说出自己的姓名,住院患者核对手腕带信息<br>静脉宜粗直.弹性好、不易滑动<br>在铅屏蔽后进行技术操作 |
| 12.见回血后,再沿静脉进针少许 | 成人一般选择肘正中静脉 |
| 13.松开止血带,嘱患者松拳 | 以穿刺点为中心由内向外螺旋消毒,直径约 5 cm |

续表

| 步骤 | 重点说明 |
| --- | --- |
| 14.固定针头,注入示踪剂 | 勿用力拍打 |
| 15.在注射过程中,随时听取患者主诉,密切观察注射局部变化及患者反应 | 切勿将针头全部刺入,防止针头从根部折断 |
| 16.注射毕,穿刺点置无菌敷料贴,迅速拔出针头,按压片刻 | 如穿刺失败,更换针头重新穿刺,更换穿刺部位 |
| 17.再次核对 | 确认有回血,针头在静脉内方能推注药液 |
| 18.整理用物 | 若患者主诉疼痛和局部出现肿胀,提示针头滑出静脉,应拔出针头更换部位,重新进行穿刺 |
| 19.规范处理医用垃圾 | 避免局部形成血肿。嘱患者按压穿刺点敷料3~5分钟,有出血倾向的患者,适当延长压迫时间 |
| 20.更换手套、记录注射时间 | 使用后的注射器置于铅桶内 |

### (五)注意事项

1.肾动态显像

(1)静脉注射示踪剂需要在检查床旁进行。

(2)采用弹丸式注射法,即静脉穿刺成功见回血后,快速注入示踪剂,以保证肾动态显像质量。

(3)检查前嘱患者排尿。

2.运动负荷心肌灌注显像

(1)运动检查前建立静脉通路(最好在患者左手背,应用头皮针、注射器和肝素盐水)。

(2)运动检查中,全程为患者行心电监测。心脏专科医师与核医学医师、护理人员共同参加。

(3)静脉注射示踪剂时间,依据患者运动和心电监测动态情况,遵医嘱适时注射。

3.双核素心肌显像

(1)监测患者空腹指血血糖并记录。

(2)静脉注射示踪剂$^{99m}$Tc-MIBI,记录注射时间。

(3)向医师通报患者血糖情况,取得患者应口服葡萄糖剂量医嘱(5 g、10 g、15 g 或 20 g)。

（4）遵医嘱给予患者口服葡萄糖。

（5）指导患者，注射药物 30 分钟后，进食脂肪餐（煎鸡蛋和牛奶）。

（6）静脉注射示踪剂$^{99m}$Tc-MIBI 50 分钟后，再次监测患者指血血糖并记录。

（7）向医师通报患者血糖监测情况，取得注射胰岛素用量医嘱。

（8）遵医嘱给予胰岛素皮下注射。

（9）建立静脉通路（应用头皮针、注射器及 0.9％生理盐水）。

（10）静脉注射示踪剂$^{18}$F-FDG。之后，用 0.9％生理盐水冲管并拔出针头。

（11）嘱患者静候 50～60 分钟，行心脏显像检查。

4.PET/CT 显像

（1）静脉注射示踪剂过程，需要规范使用专用屏蔽防护设施和注射器铅套。穿隔离衣。

（2）为患者建立静脉通路（应用头皮针、三通、20 mL 注射器、5 mL 注射器和 0.9％生理盐水）。

（3）静脉穿刺成功时，即刻取血监测空腹血糖（高于正常值需要通知医师）。

（4）静脉注射示踪剂$^{18}$F-FDG 后，即刻用 0.9％生理盐水冲管并快速拔出针头。

（5）记录内容包括：空腹血糖数值、静脉注射示踪剂剂量、日期、时间和部位。

## 二、核医学静脉输液、微量泵入和静脉注射并用给药法

**（一）适用检查项目**

药物负荷心肌灌注显像。

**（二）目的**

（1）作为检查用药的给药途径。

（2）按时、准确、缓慢地将药物输入患者体内。

（3）由静脉注入示踪剂。

**（三）用物**

铅衣、铅车、注射器铅套、铅盒、核医学检查申请单及处方、按医嘱准备的检查用药及示踪剂（放置铅盒内）、0.9％生理盐水 100 毫升/袋、腺苷注射液 90 毫克/支、输液器、头皮针、三通 2 个、输液架、微量泵、微量泵管路、微量泵专用注射器、治疗盘、皮肤消毒液、消毒棉签、无菌敷料贴、胶布、止血带、吸水纸、一次性纸巾、心电监测仪、电极贴等。

**(四)程序**

见表 6-2 所示。

表 6-2  核医学静脉输液、微量泵入和静脉注射并用给药法程序

| 步骤 | 重点说明 |
| --- | --- |
| 输液准备： | · 严格无菌技术操作及查对制度 |
| 1.洗手、戴口罩、帽子 | · 打开外包装,检查输液袋有无破裂,液体有无浑浊、絮状物等 |
| 2.按医嘱使用 0.9％生理盐水 100 毫克/袋 | · 保证用药准确、无误 |
| 3.认真核对液体名称、浓度和有效期 | · 检查输液器完整性及有效期 |
| 4.开启瓶盖,安尔碘(碘伏)棉签消毒瓶塞 | · 严格执行核对制度。与心内科医师两人核对用药 |
| 5.安装输液器,连接三通及头皮针微量泵入药物准备： | |
| 1.将微量泵固定好,接通电源 | · 严格无菌技术操作 |
| 2.依据核医学检查申请单核对检查项目及用药(腺苷注射液) | · 静脉注射示踪剂$^{99m}$Tc-MIBI 需要在铅屏蔽操作台进行 |
| 3.将腺苷注射液抽吸至泵用注射器内 | · 铅盒上标明药物名称、剂量 |
| 4.安装好微量泵专用注射器及泵管 | · 给药前,向患者说明用药目的及诊疗中注意事项,取得其主动配合 |
| 5.泵管排气并连接输液针 | · 用药过程中,心内科医师负责患者心电、血压情况监测 |
| 6.打开开关,依医嘱和患者体重输入腺苷泵药速度(mL/h)及泵药总量(mL)/6min,待机 | · 严格执行核对制度 |
| 静脉注射示踪剂准备： | · 请患者说出自己的姓名,住院患者核对手腕带信息 |
| 1.可移动铅车操作台上放置吸水纸、一次性纸巾 | · 对侧用于血压监测 |
| 2.将铅盒(内置示踪剂$^{99m}$Te-MIBI)、注射器铅套置于铅车铅屏蔽操作台上 | · 以穿刺点为中心由内向外螺旋消毒,直径约5 cm |
| 患者准备： | · 密切观察患者用药后有无不适反应 |
| 1.对患者进行健康宣教 | · 缓慢与泵入腺苷注射液同时匀速注入 |
| 2.称体重并记录 | · 规范操作,避免放射性污染。使用后的示踪剂注射器,即刻放置铅桶内 |
| 3.患者平卧于注射室检查床上 | · 使用后的输液针头、三通、泵管,即刻放置铅桶内,待示踪剂衰变后集中处理 |

| 步骤 | 重点说明 |
| --- | --- |
| 4.胸前放置心电监测电极贴<br><br>静脉输液、微量泵入和静脉注射给药：<br><br>1.穿铅衣，戴手套<br><br>2.再次核对医嘱(依据检查申请单)<br><br>3.核对患者信息<br><br>4.输液器连接三通、泵管及头皮针排气，关闭调节器<br><br>5.准备胶布<br><br>6.在患者一侧上肢选择合适静脉，探明静脉方向及深浅<br><br>7.在肢体下垫吸水纸、一次性纸巾，在穿刺部位的上方(近心端)约 6 cm 处扎紧止血带<br><br>8.嘱患者握拳，使静脉充盈<br><br>9.消毒液消毒皮肤<br><br>10.再次排气，取下护针小帽<br><br>11.静脉穿刺见回血后，将针头平行送入少许<br><br>12.松开止血带，嘱患者松拳，打开调节器，用胶布固定针头<br><br>13.调节三通，连通并启动微量泵腺苷注射液用药<br><br>14.铅车移至检查床旁，将患者穿刺针部位移至铅屏蔽操作台面<br><br>15.待腺苷注射液泵入 1/2 量时，应用铅套注射器，经三通注入示踪剂$^{99m}$Tc-MIBI<br><br>16.泵入腺苷注射液结束后，继续维持静脉输液，确认患者无不适反应，遵医嘱停止输液<br><br>17.轻轻揭开固定胶布，用无菌棉球轻压穿刺点上方，快速拔针，按压片刻至穿刺点无出血<br><br>18.再次核对<br><br>19.整理用物<br><br>20.按要求处理医用垃圾<br><br>21.更换手套、做记录 | · 记录患者体重、腺苷给药剂量，注射示踪剂时间<br><br>注意事项：<br><br>1.告知患者检查前空腹、自备脂肪餐(煎鸡蛋2 个、牛奶 250 mL)<br><br>2.告知患者进食脂肪餐时间(静脉注射示踪剂后30 分钟)<br><br>3.告知患者进行心脏显像检查的时间 |

### 三、核医学示踪剂皮下注射给药法

#### (一)适用检查项目

淋巴系统显像。

#### (二)目的

作为诊断检查,由皮下组织注入示踪剂。

#### (三)用物

铅衣、铅盒、核医学检查申请单及处方、示踪剂(放置铅盒内)、治疗盘、皮肤消毒液、消毒棉签、无菌小棉球、吸水纸、一次性纸巾等。

#### (四)程序

见表 6-3 所示。

表 6-3　核医学示踪剂皮下注射给药法程序

| 步骤 | 重点说明 |
| --- | --- |
| 1.洗手,戴口罩、帽子、手套,穿铅衣 | • 严格执行无菌技术操作及查对制度 |
| 2.核对医嘱(依据检查申请单和处方) | • 请患者说出自己的姓名,住院患者核对手腕带信息 |
| 3.示踪剂(放置铅盒内)备置注射室铅屏蔽操作台 | • 取得患者配合 |
| 4.呼叫患者姓名,核对患者信息 | • 遵医嘱依据显像需要,注射部位在双足:趾和第二趾之间或双手拇指与示指之间的皮下组织 |
| 5.患者需要在注射室接受注射 | • 需要医师、护士两人同时进行操作,共同完成双足或双手的皮下注射 |
| 6.向患者解释用药目的及注意事项 | • 无回血方可注入示踪剂 |
| 7.正确选择注射部位 | • 促进药物吸收 |
| 8.安尔碘消毒液消毒皮肤,待干 | • 使用后的注射器置于铅桶内 |
| 9.左手紧绷注射部位皮肤,右手持注射器,针头斜面朝.上与皮肤成30°~40°角快速刺入皮下,刺入深度为针头的1/3~1/2为宜 | 注意事项: |
| 10.左手示指、拇指回抽注射器 | 注射示踪剂宜"三快",即进针快、推药快、拔针快 |
| 11.注射后快速拔针,无菌棉球按压穿刺部位片刻 | |
| 12.再次核对 | |
| 13.指导患者进行散步运动 | |
| 14.整理用物 | |

| 步骤 | 重点说明 |
| --- | --- |
| 15.按要求处理医用垃圾 | |
| 16.洗手、记录注射示踪剂时间 | |

## 四、核医学口服给药法

### (一)适用检查项目

$^{131}$I全身扫描、甲状腺$^{131}$I摄碘率。

### (二)目的

(1)$^{131}$I治疗甲状腺癌和甲亢患者。

(2)协助诊断。

### (三)用物

$^{131}$I胶囊(放置铅罐内)、发药车、医嘱单、托盘、药杯、一次性饮水杯、温度适宜的白开水等。

### (四)程序

见表 6-4 所示。

表 6-4　核医学口服给药法程序

| 步骤 | 重点说明 |
| --- | --- |
| 发药准备 | |
| 1.洗手 | |
| 2.按医嘱核对患者姓名、药物名称、剂量、用药时间及用法 | • 严格按医嘱给药,执行查对制度 |
| 3.发药车备至铅屏蔽留观室内 | |
| 4.发药车上,顺序摆放药杯、饮水杯及适量白开水,药杯上标注患者姓名 | |
| 5.备医用垃圾容器使用红色垃圾袋 | |
| 6.检查并确认通风橱铅屏蔽发药通道功能状态良好 | |
| 7.开启发药视频管理器并确认功能状态良好 | |
| 8.开启通风橱电源,启动照明和抽排风功能 | |
| 9.患者宣教与培训 | |

续表

| 步骤 | 重点说明 |
|---|---|
| (1)在铅屏蔽留观室实地进行。讲解用药目的、方法和注意事项； | |
| (2)指导患者学习口服$^{131}$I的方法(使用铅屏蔽取药通道和铅罐)； | |
| (3)服药使用后的药杯和水杯,扔在红色垃圾袋容器内 | |
| 给药方法 | |
| 1.洗手,戴口罩、帽子,穿隔离衣、鞋套 | |
| 2.将$^{131}$I胶囊铅罐顺序摆放至发药通风橱 | |
| 3.按照医嘱,两人同时核对药物 | |
| 4.两人配合发药 | |
| (1)一人负责呼叫患者姓名； | |
| (2)一人负责将药物铅罐,经通风橱发药通道传递给患者 | • 要求做到五准确:患者姓名、药物名称、剂量、用药时间、给药途径 |
| 5.全程视频管理。随时观察患者服药情况,必要时给予实时指导 | |
| 用物处理 | |
| 1.铅罐集中放置高活室内,统一处理 | |
| 2.帽子、口罩、手套、鞋套集中扔至核医学专用垃圾通道 | |

## 五、$^{131}$I治疗甲状腺癌患者的护理

(1)按照预约时间,为患者办理入住观察室手续。

(2)引导患者入住留观室,并介绍环境。

(3)测量体温、脉搏、呼吸、血压等生命体征。

(4)培训患者口服$^{131}$I流程(采用情景培训方式,具体内容见核医学口服给药程序)。

(5)健康宣教及服药后的温馨提示。患者空腹服药。口服$^{131}$I后仍需要禁食2小时。口服$^{131}$I后2小时要注意以下内容:适量多饮水(比患者个人平时饮水量增加1/3即可)。遵医嘱服用其他常规药物,如泼尼松、维生素C等。可以进食低碘饮食。

口服$^{131}$I后,患者需要在铅屏蔽封闭特殊留观室居住至少48小时。①留观

室采用视频管理方式,医务人员 24 小时值班。②患者有事需要帮助时可通过呼叫对讲系统或拨打值班电话,随时与医务人员联系。③共同维护留观室良好环境,避免放射性污染。a.患者如厕排便要排入座便器内,便后即刻冲水,并洗手。b.沐浴时,务必在座便器内排净小便。c.如呕吐,可吐在座便器内即刻冲水;或吐在塑料袋内系好后,放入指定红色塑料袋垃圾桶内。d.餐后餐具等生活垃圾需要放入黑色塑料袋垃圾桶内。④患者需要在留观室指定监护区内活动。可以采用看电视、听音乐等轻松娱乐方式。室内禁止吸烟,不要大声喧哗。

### 六、结束留观后健康指导

(1)遵医嘱按时口服优甲乐等药物,门诊随诊。

(2)继续低碘饮食 2 周。

(3)口服[131]I治疗后 1 周需要注意的内容如下:①持预约登记单按时返回医院行[131]I 全身显像,第二个工作日上午 9:00 以后即可取报告。②检查当天可以进食、饮水;需要沐浴、更衣。③检查前需要排空膀胱。

# 参 考 文 献

[1] 苏文婷,赵衍玲,马爱萍,等.临床护理常规与常见病护理[M].哈尔滨:黑龙江科学技术出版社,2022.

[2] 孙慧,刘静,王景丽,等.基础护理操作规范[M].哈尔滨:黑龙江科学技术出版社,2022.

[3] 潘红丽,胡培磊,巩选芹,等.临床常见病护理评估与实践[M].哈尔滨:黑龙江科学技术出版社,2022.

[4] 崔杰.现代常见病护理必读[M].哈尔滨:黑龙江科学技术出版社,2021.

[5] 石晶,张佳滨,王国力.临床实用专科护理[M].北京:中国纺织出版社,2022.

[6] 肖芳,程汝梅,黄海霞,等.护理学理论与护理技能[M].哈尔滨:黑龙江科学技术出版社,2022.

[7] 高淑平.专科护理技术操作规范[M].北京:中国纺织出版社,2021.

[8] 杨青,王国蓉.护理临床推理与决策[M].成都:电子科学技术大学出版社,2022.

[9] 吴雯婷.实用临床护理技术与护理管理[M].北京:中国纺织出版社,2021.

[10] 姜鑫.现代临床常见疾病诊疗与护理[M].北京:中国纺织出版社,2021.

[11] 张晓艳.临床护理技术与实践[M].成都:四川科学技术出版社,2022.

[12] 宋鑫,孙利锋,王倩,等.常见疾病护理技术与护理规范[M].哈尔滨:黑龙江科学技术出版社,2021.

[13] 黄粉莲.新编实用临床护理技术[M].长春:吉林科学技术出版社,2021.

[14] 李艳.临床常见病护理精要[M].西安:陕西科学技术出版社,2022.

[15] 于红,刘英,徐惠丽,等.临床护理技术与专科实践[M].成都:四川科学技术出版社,2021.

［16］李红芳,王晓芳,相云,等.护理学理论基础与护理实践［M］.哈尔滨:黑龙江科学技术出版社,2022.

［17］孙立军,孙海欧,赵平平,等.现代常见病护理实践［M］.哈尔滨:黑龙江科学技术出版社,2021.

［18］于翠翠.实用护理学基础与各科护理实践［M］.北京:中国纺织出版社,2022.

［19］崔珍.实用护理学研究与护理新进展［M］.哈尔滨:黑龙江科学技术出版社,2021.

［20］黄浩,朱红.临床护理操作标准化手册［M］.成都:四川科学技术出版社,2021.

［21］王玉春,王焕云,吴江,等.临床专科护理与护理管理［M］.哈尔滨:黑龙江科学技术出版社,2022.

［22］申璇,邱颖,周丽梅,等.临床护理常规与常见病护理［M］.哈尔滨:黑龙江科学技术出版社,2022.

［23］姜永杰.常见疾病临床护理［M］.长春:吉林科学技术出版社,2019.

［24］张红芹,石礼梅,解辉,等.临床护理技能与护理研究［M］.哈尔滨:黑龙江科学技术出版社,2022.

［25］张俊英,王建华,宫素红,等.精编临床常见疾病护理［M］.青岛:中国海洋大学出版社,2021.

［26］安旭妹,曲晓菊,郑秋华.实用护理理论与实践［M］.北京:化学工业出版社,2022.

［27］王海媛.临床常见病护理［M］.长春:吉林科学技术出版社,2019.

［28］任秀英.临床疾病护理技术与护理精要［M］.北京:中国纺织出版社,2022.

［29］杨如丽.规范化健康教育应用在脑卒中护理中的疗效研究［J］.智慧健康,2022,8(4):186-188.

［30］唐玉.干燥综合征护理进展［J］.医学信息,2010,23(23):4600-4601.

［31］耿钥潇,马靖沂,李沙,等.非酒精性脂肪肝护理模式的研究进展［J］.中西医结合护理,2022,8(12):347-352.

［32］黄旦珠,邓清丽,郑玉妹,等.家庭氛围以及责任制健康教育护理对糖尿病患儿饮食控制的影响［J］.中国社区医师,2021,37(33):181-182.

［33］戚勤励,赵凌舟,郭李磊,等.PET自动给药系统降低核医学护理辐射剂量和提高注射精度的研究［J］.中华核医学与分子影像杂志,2022,42(9):547-549.